志賀 貢

臨終の七不思議

役医師が語るその瞬間の謎と心構え

GS 幻冬舎新書

485

はじめに

私が臨床医になって、患者さんと接するようになってからすでに50年ほどの歳月が経《た》ちました。その間、大学病院時代、郷里に近い僻地《へきち》の病院勤務、さらに東京や横浜の診療所での診療を加えると、おそらく何万人にものぼる患者さんを診てきたと思います。

この高齢化社会ですから、患者さんを診ていると、必然的に臨終に立ち会って患者さんの最期の看取りをしなければならないことも多くなります。

おそらくこの50年で私が最期に脈をとった患者さんの数は、数千人に及ぶものと思います。

臨終という言葉には、悲しみとこの世の儚さを切々と訴えてくる響きがあります。実際に何千もの臨終に立ち会っても、臨終を告げる瞬間は、緊張と切なさが絶えることはありません。人の命が絶えるというのはじつに荘厳で不思議な瞬間なのです。

昔は、患者さんが危篤状態に陥ると、親族一同が畳の上の布団、あるいは病室のベッドを囲んで、最後の別れを告げる光景がよく見られたものです。しかし、昨今は世相の影響もあるのでしょう、患者さんが息を引き取るときに家族の方々が間に合わないことも多くあるようになってきました。

そんなとき決まって家族の方々から、医者の私に問いかけてくる言葉があります。

それは、「苦しまなかったでしょうか?」という言葉です。

それが一番家族にとっても気になることのようです。

その質問に対しては、患者さんがいかに安らかに苦しまずに、眠るように息を引き取っていったか、ということを説明し、残された人が臨終に間に合わなかった後悔や悲しみがいつまでも尾をひかないように配慮しています。

しかし、生あるものが死を迎えるときには、多少なりとも不安や苦痛を強いられることは想像に難《かた》くありません。

そして、その苦しみを少しでも和らげて、愛する人を天国へ送り出すために大きな力となるのは、やはり家族の愛情以外にはないのです。

人間の本能には「集団欲」という欲望が備わっています。つまり、人間は一人では生きていけない生物であって、親子、兄弟、仲間が群れをなして助け合ってはじめて生きていけるのです。

天国へ召されるときも、この集団欲が大きな力を発揮します。ベッド際で患者さんを励ます言葉や、肌に触れ合う家族の温もりは、患者さんにどんなに勇気を与え、安らぎを与えることかわかりません。臨終という、誰もがはじめて経験する不安な瞬間を癒すものはそうした看取る側の力なのです。


本書では、この臨終というわれわれが生きている限り避けることのできない現象について、医師の立場からメスを入れようと試みました。臨終を迎えた患者さんは、心と体にどのような変化を起こしながら天国へ召されていくのか、私の経験から分析しました。

また、臨終という現実をつぶさに観察してみますと、高齢者であれ、若者であれ、死に対する恐怖は少しも変わることはありません。

その一方で、達観して死を受け入れ、安らかに旅立っていく人もいます。その差はどこにあるのでしょうか。

本書を最後までお読みいただくと、臨終は決して恐怖に満ちたものではなく、人間としての知恵を働かせれば、送るほうも送られるほうも心安らかに受け入れられる〝自然の摂理〟にしたがった現象であることが理解できるはずです。

実際に数多くの患者さんを診ていても、臨終という場面で、人の命の尊さやその生命力の強さに驚くことが度々あります。本書のタイトルに「七不思議」という言葉を添えたのも、医者にも信じられないような人間の生命力とともにその瞬間の不思議さをお伝えしたかったからです。

人生を全うして天国へ旅立つ際に、あるいは旅立つ方を看取るときに、本書に盛り込んだ情報が、臨終についての不安や恐れの軽減に少しでも役立てば幸いです。

2017年1月　当直室にて

志賀　貢

臨終の七不思議／目次

第2章 死に場所の不思議
――人はなぜ畳の上で死にたがるのか 59

第5章 死相の不思議
――臨終が近づくとなぜ顔に現れるのか

第7章　供養の不思議
――なぜ初七日や四十九日が必要なのか　191

編集協力　福島茂喜（アイ・ティ・コム）

第1章　前触れの不思議

——人はなぜ自分の最期を悟るのか

看取りの医師を緊張させる死の前兆

病気が進行し臨終が間近に迫った患者さんが、急に生気を取り戻し、もう一度病気を克服して、持ち直すのではないかと思えることがあります。

じつは、患者さんがこのような状態になると医者や看護師は緊張感を覚えるのです。

まず、その典型的な例をお話ししましょう。


入院していたのは86歳を迎える女性で、心臓と肝臓に大病を抱えており、すでに入院から半年ほどが経過していました。

多少認知症が進んでいて、入院したての頃には声を荒立てたり、徘徊したりすることもありましたが、近頃はめっきり体力も落ちて、ベッドに横たわっていることが多くなりました。

「雪さん、今日はよほど気分がいいみたいで、朝から歌を口ずさんでいるんですよ」

ベテランの看護師長が教えてくれました。

もともとは民謡歌手だった患者さんは、看護師や介護士たちのあいだでは〝松島やの雪さん〟という愛称で呼ばれていました。宮城県の松島出身で、雪の一文字は雪乃華千代という彼女の芸名からとったようです。

「ほう、歌を歌うんだ。歌手時代の記憶がきっと蘇るんだろうね。じゃあ、構わないから好きな歌を歌わせたほうがいいよ」

私は患者さんのほうへ目をやりながら何度もうなずいてみせました。

病棟の回診が終わってナースステーションに戻ると、さっそく病室のほうから歌声が聞こえてきました。

「エンヤードット　エンヤードット

松島の　サヨ〜」

という歌声です。

するると、雪さんの声に合わせるように、もう一つの声が響いてきます。

私は思わずカルテ整理のペンを止めて腰を浮かし、病棟のほうへ耳をそばだてました。

「……あれは師長の声だ」

私はナースステーションを出て病室のほうへ向かいました。民謡を歌う声はだんだん大きくなり、師長と患者の二人が一緒に歌っているのがよくわかりました。

雪さんは故郷の宮城を出たあとは、民謡歌手の頃に縁があって知り合った男性と横浜に長らく住んでいたようなのですが、その内縁の夫もすでに他界し、ここに入院するまでは独居生活が続いていました。民謡の持ち歌は30曲以上に及ぶようでしたが、入院してからはその民謡を口ずさむことはいっさいありませんでした。

それが急に、得意の民謡を声を出して歌い始めた、というのでわれわれ医療スタッフは顔を見合わせて、ひょっとして臨終が近いのではないかと表情を曇らせました。

このように、長患いなどで入院している人がいよいよターミナルステージ（末期）に至る直前に、一時的に病気が治ったのではないかと思われるくらい元気になることを、一般的には「中治り《なかなお》」と呼ぶのです。

患者の頬に光る永遠の別れの涙

雪さんの「中治り」現象に一番敏感に気づいたのは、ふだんからよく面倒を見ていた師長でした。

病室では師長の甲高い声と、雪さんのしわがれた声が、雪さんの十八番《おはこ》を歌っています。

雪さんの声がしわがれて、とても元民謡歌手だったとは思えないくらいのだみ声なのは、病気のせいだと私は思いました。

私が病室に再び顔を出すと、私に気づいた師長は気恥ずかしそうにいったん歌うのをやめました。

「構わないからそのまま続けなさい」と手で合図を送ると、師長は雪さんの手を握り、もう一方の手で雪さんの肩をやさしく叩きながら調子を取って、歌い続けました。

「エンヤードット　エンヤードット　松島の　サヨ〜　瑞巌寺ほどの〜　寺もないトエ〜あれはえ〜　エトソ〜リャ　大漁だえ〜　エンヤードット　エンヤードット」

背中で人の気配がして振り向くと、いつの間にか他の病室の車椅子の人や歩ける患者さんたちが集まってきていて、廊下から中の様子を興味深そうにうかがっています。それに気づいたのか気づかないのか、二人の声がますます大きくなります。

そのうち様子を見ている患者さんたちのあいだから、手拍子が起こり始めました。何事が起こったのかと看護師や介護士たちが目を瞬《しばたた》かせながら集まってきて、中を覗いています。

やがて病室の中で大合唱が始まりました。私までつられていつの間にか手拍子を打っていました。

どれくらい経ったでしょうか。

「さあ、今日はこれくらいにしましょうね」

師長が雪さんの顔を覗き込むと、いかにも満足そうに、にっこり笑って師長の手を握り返しているのがよく見えました。

きっと舞台の上で喝采を受けたり、手拍子を打ってアンコールを求められたりした、華やかだったあの若い頃の記憶が蘇ってきて、懐かしさのあまり胸がいっぱいになったのでしょう。彼女の頬には一筋の涙が光っていました。

雪さんはそれから1週間後に静かに息を引き取りました。最後の熱唱はまさに生命の残り火を燃やすかのような「中治り」現象だったのです。

「斎太郎節」の合唱の中、霊柩車のクラクションは鳴り響く

出棺の日、看護師たちや介護士、それに事務職員や厨房職員も見送りに出てきて霊柩車を取り囲み、別れを惜しんでいました。

いつの間にか、取り囲んだ輪の中から雪さんの大好きだった「斎太郎節《さいたらぶし》」が聞こえてきました。音頭をとっているのは師長の声です。師長は最初のうちは声を張り上げていまし

たが、途中からは涙声になり霊柩車にすがってしゃがみこんでしまいました。

「師長泣くな。歌をやめたらおばあちゃん浮かばれないよ」

私は白衣の背中に手を回して、師長を起こそうとしました。

「もうだめ。先生、歌って」

師長は首を強く左右に振っています。

私はあの病棟で師長と雪さんが歌っている民謡を聴いてから、こっそりと事務員にCDをインターネットで買わせていました。

歌を覚えるつもりではなく、なぜ雪さんがあの「斎太郎節」に心を惹かれていたのか、もっと詳しく知りたかったのです。

しかし、彼女は回診をしても自分の身の上には詳しく触れようとしませんでしたから、身内の人が東北の地にいるのかいないのか、それさえも確かめることは叶いませんでした。

彼女が入院してから、訪ねてくるのは月に一度、雪さんの財産を管理している後見人の人だけで、誰一人親族や知人が見舞いに来ることもないままの寂しい天国への旅立ちになってしまいました。

最後に雪さんのベッドを囲み、彼女の臨終に立ち会ったのは親族ではなく、診療所のスタッフたちでした。

師長が途中で歌を歌えなくなったのは、雪さんの最後まで何も語らずにこの世に別れを告げた気丈さに、我慢ができなくなったに違いないのです。

「前は海〜　サヨ〜　後ろ〜は〜山で〜　小松原　トエ〜〜　あれはえ〜　エトソ〜リャ大漁だえ〜」

師長は思い直したように、続けて歌の2番を歌い始めました。

再び手拍子が大きくなり、その輪の中を霊柩車はクラクションを長く鳴らし、もの悲しい響きを引きずりながらゆっくりと動き始めました。

「中治り」という現象は、なぜ起こるのか？

長患いの入院患者がだんだんと弱ってきて、いよいよ臨終というときに、一時的に元気を取り戻すことがしばしばあります。「中治り」現象は、英語ではlast rallyといい、日本語に訳しますと「最後の回復」という意味になります。このラリーという言葉には「奮い立たせる」という意味もあって、要するに患者さんが肉体的にも精神的にも、いかにも奮い立っているように見える状態なのです。

お見舞いに来た人や、患者さんに付き添っている家族の中には、ひょっとして容態が持ち直し、まだまだ元気でいられて、これから後も顔が見られるかもしれない、と期待する方々もいるようなのです。

残念ながら、これはあくまで一時的な現象であり、長続きするものではありません。ご家族の方は過度な期待を抱かないように注意しなければなりません。

こうした中治りの症状は他の患者さんでもしばしば見受けられることがあります。たとえば、今まで食欲がなくてほとんど病院から出される食事に手をつけなかったのに、急にご飯が食べたいと訴えて箸《はし》を手にする患者さんもいます。

また、中には、今まではベッドの上で起き上がるのも容易ではなかったのに、ベッドから降りて、一人でトイレに行こうとする患者さんもいます。

その様子を見ていると、ちょうど残り少なくなって燃え尽きようというロウソクが、今まで以上に明るい炎で燃え上がり、最後の光を放って消えていく様子によく似ています。

こうした自分を奮い立たせる力はおそらく体内からわずかに分泌されるホルモンや、さらには精神力といったものが関係しているのだと思われます。

人のモチベーション（意欲）や行動力に大きな作用を及ぼすのは、主として体の分泌器官から分泌されるドーパミンやセロトニン、それにオキシトシン、アドレナリン、ノルアドレナリンなどの働きによることが多いのだと思われます。

ドーパミンはカテコールアミンという物質の一つで、脳の中の中脳と呼ばれる部分に走っているA10神経の働きによって分泌されます。人の喜怒哀楽に関与したり、または意欲を高める働きがあり、さらに幸福感をもたらすという作用もあって、脳内麻薬とも呼ばれています。一方セロトニンのほうは、俗に「幸せホルモン」といわれ、脳幹の神経核から分泌され、感情のコントロール、衝動や行動のコントロールなど、精神の安定を図る働きをしています。

オキシトシンもセロトニン同様、幸せホルモンの一種で、脳下垂体後葉から分泌され、ストレスを緩和し、心の安定を図る作用をしています。もう一つのアドレナリンは副腎髄質から分泌され、交感神経を興奮させる働きがあり、体の緊張を高め、体に力をみなぎらせるために働きます。よく、火事場のバカ力などといって、人間が急迫した状態に陥ると思わぬ力が出るものですが、その力の源はこのアドレナリンの作用によるところが大きいと考えられています。

ノルアドレナリンは同じく、副腎髄質から分泌され、ストレスホルモンあるいは怒りのホルモンといわれ、血圧上昇や、気分を高揚させるために働きます。

こうしたホルモンなどが作用して中治りという現象を引き起こし、天国に召される方に、最後の力を与えているのです。

雪さんの例でも、「中治り」現象によって最後の最後に大好きな歌を歌えたことは、彼女にとって臨終間際のプレゼントだったのかもしれません。

お迎え現象を訴える患者たち

「中治り」現象とともに、臨終間際の患者さんに現れるのが「お迎え」現象です。

その患者さんは、79歳の女性でした。いつもは年を感じさせないほど元気で、たいへん気の強いしっかり者のおばあちゃんだと院内でも評判になっていました。ただ困るのは、気に食わないことがあると癇癪《かんしゃく》を起こして自分で点滴を抜いてしまったり、おむつをむしり取ってベッドの下に投げ捨てたりと、病棟のスタッフを困らせることがしばしばあるのです。

糖尿病を長く患い、片脚はすでに切断してないのですが、車椅子を使うと病棟の廊下を隅から隅まで一人でこいでいくほど元気でした。

しかし、血糖値は安定せず腎臓などにも余病が出ていて、近頃では肝臓の働きも極端に低下してきていました。つまり決して病気の状態は快方に向かっているとはいえません。3カ月ほど前に入院してきたのですが、身寄りがあるのかないのか、お見舞いに来る人は一度も見たことがありません。

「生まれは東北のほうで、お子さんがいるようなことを本人はよく口にしていますけれど、本当なのかどうか……」

おばあちゃんの言っていることに、看護師長は疑問を感じているようでした。

「もし本当に娘さんがいるのなら、入院してもう3カ月も経っているのですから、連絡してきてもいいのですけれど、不思議ですねえ」

「もう一度、役所の保護課のほうに聞いてみてはどうだろうか」

「ええ。入院してから事務のほうでも何度も役所に連絡しているのですが、娘さんとは連絡がつかないと言っているみたいなんです」

「そうかなあ。行政なら何とか手の打ちようがあるのではないだろうか。容態は決して楽観を許さないからね。早いうちに身内と連絡を取ったほうがいいのだけれど」

私も、師長の話を聞いていると不安を覚えましたが、医療機関が独自に患者の身辺を調べることは至難の業なのです。

「どうしてもダメなら、警察に相談して身内を探し当てるしかないのかなあ」

「じゃあ、事務長から警察に手を打ってもらいましょうか」

「私のほうからも事務長には話しておくよ」

私は病室のほうに目をやりながら、ともかく身内探しは早くやらなくてはと思いました。

師長とそんな話をして半月ほどが経った頃でした。

「おばあちゃんが『娘が来た、娘が来た』とさかんに言い始めたんです」

師長は浮かぬ顔でそう伝えてきました。

「そうか。娘さんが来るようになったか……」

私は腕を組み、とうとう来るものが来たのかとため息をつきました。

これは巷でよく噂される、いわゆる「お迎え」現象であることに気づいたからです。

娘にしきりに会いたがる患者の深層心理

さて、おばあちゃんの病状ですが、日増しに悪化の一途をたどり始めました。

「ここのところ、急に血糖値も上がり、また不整脈も頻繁に起こるようになって、それに意識障害もしばしば起こるようになってきたからね」

　と私が浮かぬ表情を浮かべると、

「そうなんですよ。眠っていることが多くなりました。それに、血中アンモニアの数値がかなり高くて、脳のほうに影響がないといいのですが……。この前亡くなった患者さんも、最後は肝性脳症を起こして、精神状態も不安定になりましたものね」

　いろんな患者の容態を見てきている師長にも、おばあちゃんの間もなくやってくるであろう末期の容態が、十分すぎるほどわかるようでした。

　その報告があってから、翌日もその翌日も、実際に誰一人訪ねてくる人がいないのに、おばあちゃんの目には娘さんが面会に来ているように思われるようで、「娘が来た」と繰り返し訴えるのです。

　そのうち、「娘が一緒に家に帰りましょうと言っている」と、看護師や介護士たちに打ち明けるようになりました。ついには、

「私、明日退院して娘と一緒に秋田へ帰る！」

　少し意識が戻ると、こんなふうに娘さんと故郷へ帰ると口にするようになりました。

　しかし、「秋田」という言葉を耳にして、師長と私は目を輝かせました。

「そうか。おばあちゃんの本籍は秋田なんだ」

私は事務長に、すぐ役所に連絡をして身内の者を探し当てるように指示しました。それから4、5日して秋田在住という女性から診療所に連絡が入りました。

「昨日、こちらの市役所から連絡が入って困惑しているのですが、私は娘じゃありません。姪なんです。叔母とはもう40年も会ったことがありません。会っても顔がわからないかもしれません。子どものときに、亡くなった母と一緒に会っただけですから。でも私一人が親族のようですから、会いに行きます。私にも仕事がありますから週末になりますが、間に合うでしょうか？」

その電話を受けて、師長は小躍りをして喜びました。

「間に合います。たいへんでしょうけれども、ぜひ会ってあげてください」

と弾む声で伝え、その姪御さんが来ることを患者さんにも伝えました。

しかし、当のおばあちゃんはといえば、いくら説明しても会いに来るのは姪ではなくて実の娘だと言い張るのです。

翌日になると、今度はとうの昔に亡くなっているはずの母が、病室の入り口に立ってニコニコしながら手招きをしていると言いだしました。

典型的なお迎え現象です。意識がこのような状態になったということは、この1週間が山ではないかと私は考えました。

「先生、間に合うでしょうか？　かなり認知症も進んできたみたいなのですが。こんな状態になると急変することもありますでしょ？」

師長は毎日刻々と変わるおばあちゃんの心の変化が気になって仕方がないようでした。姪御さんが訪ねてくる予定の週末まではあと3日。なんとかたった一人の親族に会わせてあげたい。病棟のスタッフも同じ気持ちのようでした。カレンダーを見つめながら、ため息をついている師長を囲んで、心配そうにみんなが顔を曇らせています。

しかし、残念なことが起きました。患者さんはその夜、心臓発作を起こし意識不明に陥ったのです。

われわれがいくら緊急の手当てをしても、おばあちゃんの意識は戻りません。約束どおり姪の方は日曜日の午後、駆けつけてきましたが、耳元でいくら呼びかけても、おばあちゃんは昏々と眠るばかりで瞬きすることもなくなって、しばらくして息を引き取りました。

さて、このお迎え現象ですが、臨終を前にした患者さんにしばしば起こる現象で、ほとんどの方が「親族が会いに来る」とか「会いに来た」と言い、その親族の姿をはっきり見たとも言います。

こうした現象が起こる背景には、臨終を間近にして身体機能が低下し、病変が多臓器に及び、やがて脳の機能が低下する結果、幻視や幻聴などの症状が現れ、非現実的な現象をあたかも実際に起こったかのように感じることがあるのかもしれません。

先のおばあちゃんの例でもわかるとおり、お迎え現象でやってくるのは、きっと最期に会いたかった人なのでしょう。科学的には幻視や幻聴なのかもしれませんが、臨終の際に会いたい人に会わせてくれる脳の粋な機能、といえるかもしれません。

カラスが鳴くと、人が死ぬ!?

ところで、死の前兆として「カラスが鳴くと人が死ぬ」という言い伝えがあります。

これは今でも根強く浸透しています。30年くらい前の文献などを調べてみますと、カラスは嗅覚が発達していて、人の死臭を敏感に感じ取るために、亡くなる人の家や病院などの窓際に集まってきて、よく鳴く、というふうに説明されているものもあります。

たしかに病院の周りにカラスが集まってきて鳴く、という光景はしばしば見受けられます。

「朝からカラスが鳴いているわね。誰か容態の悪い人でもいるのかしら」

食事をしていると、厨房のおばさん方が腰をかがめて窓の向こうを眺めながら、よくそんな話をしています。

私の診療所の前は竹藪《たけやぶ》の林で、カラスだけでなくいろんな鳥の鳴き声が聞こえてきます。春にはウグイスが鳴き、秋にはモズが鳴き、その他シジュウカラ、ムクドリ、メジロ、キジバトなどの鳴き声も聞こえてきます。

しかし、何といっても賑やかなのは、カラスの鳴き声です。

最近は、入院患者も90代前後の高齢者が増えてきて、中には重篤な病状の患者さんもいますから、病室の向こうの竹藪でカラスが何羽も集まって鳴き始めると、また人が死ぬのではないかと厨房のおばさん方が不安に思うのも無理からぬことかもしれません。

さて、本当にカラスは人の死期を知っているのでしょうか。

前述の死臭を嗅ぎ取るという説ですが、カラスの嗅覚は人間以下で、きわめて弱いことがわかっています。したがって、重篤に陥った患者さんの体内から発生する臭いなどは、感じ取れないはずです。

しかし、カラスは非常に知能指数が高い動物です。人間を除いて、一番大脳の発達しているのはチンパンジーやゴリラなどの類人猿、次がイルカやクジラ、その次あたりにカラスがきます。

さらに、カラスの視力は非常に発達していて、人間の6倍くらいはあるといわれ、色彩を見分ける能力も人間の倍以上といわれています。こうしたＩＱの高いカラスは、学習能力や、周りの状況を判断する能力も抜群だと思われます。

したがって、病院で人が亡くなり、ご遺体が白い布をかぶせられてストレッチャーで玄関を出て、霊柩車まで運ばれていく光景を何度も何度も見ているうちに、その光景が何を物語っているのか見抜く能力を身につけたのだと思われます。

「カラスが鳴くと人が死ぬ」のではなく、「人が死ぬとカラスが好奇心を募らせて集まってきて、その異様な光景に鳴き声をあげている」が正しいと私は考えています。

科学が解明できること、できないこと

それでも年配の従業員の中には、やはり「カラスが鳴くと人が死ぬ」と頑なに信じてい

る人もいるのです。

そういう人に対しては、私はこう説明することにしています。

「この世の中には幽霊や、麦畑などに現れるミステリーサークル、それにUFOに至るまで、科学だけではすっきりと説明しきれない現象がたくさんある。あと何十年もすればすべて解決するときが来るかもしれないから、もう少し待っていたら？」

そう言うと、年配の従業員たちは、

「本当のことが知りたいわぁ。早く変な怪奇現象の謎が解けるように、先生もがんばってほしいわぁ」

と冗談交じりに笑って答えています。

私があと何十年か待てば、科学では解明できないことがきっとわかるようになるに違いない、と言ったのには理由があります。

今から50年前、私が医学生の頃は、胃がんと並ぶ代表的な胃の疾患である胃潰瘍は、ストレスによって発生するというストレス学説が主流を占めていました。

大学の講義では、もっぱらこのストレスによる発生理論が講義の中心を占め、内科の教授が、延々とその理論を解説していたことを鮮明に覚えています。

期末試験や卒業試験で、この胃潰瘍の原因をストレスによるものと解答しない者は、まず進級や卒業はできませんでした。

このストレスに関する研究では、オーストリアのハンス・セリエのストレス学説が有名で、その難しい理論を学習するのに医学生たちは、かなりの勉強を強いられたものであります。

ところが、1982年、オーストラリアのロイヤル・パース病院のウォーレンとマーシャルという2人の医師が、胃の中にヘリコバクター・ピロリ菌という細菌が存在することを発見しました。後に、この菌が胃潰瘍の発生にかかわっていることが証明され、この研究によって2人は、2005年にノーベル生理学・医学賞を受賞しました。

この発見には、日本のみならず世界中の学者、医師たちが腰を抜かすほど仰天したことは想像に難くありません。

いったい、今まで学んできた胃潰瘍発生のストレス学説は何であったのか。まさにこの研究成果は、かつて16世紀にそれまで地球を中心にして宇宙が回っているという天動説をくつがえし、じつは地球が太陽の周りを回っているという地動説を唱えて世界的な論争を巻き起こした、ニコラウス・コペルニクスの業績に匹敵するほどの驚異的な事件といってよいものでした。

後にこのコペルニクスの研究は、天体望遠鏡の発明で有名な、イタリアの天文学者ガリレオ・ガリレイによって証明され、180度違う理論の逆転が「コペルニクス的転回」と呼ばれるようになったことはよく知られているとおりです。

ともかく、強酸の世界として知られ、絶対に細菌やウイルスは胃の中では生存できない、と考えられていたことが完全にくつがえされて、しかもその中で生存しているピロリ菌が胃潰瘍を発生させ、さらに今では、胃がんが発生することに関しても何らかの作用を及ぼしているのではないか、と考えられるようになったのです。教えられたことが完全な間違いであったわけで、医学に対する不信感が募り、医学研究者や医療に携わる者は大きな落胆を覚えたものでした。

つまり、科学の研究は一度結論が出たようにみえても、絶対的なものとはいえず、日進月歩の研究の中で、このピロリ菌の研究のように変化することは、十分に予想されるわけです。

そして、このことは私が深くかかわっている臨終の世界にも適用できるものだと思っています。死後の世界の有無とか、臨終の際の意識とか臨死体験などは、まだまだ科学では解明の及ばない範囲でもあるのです。それゆえ、人それぞれが十人十色の解釈ができる分野であり、期待も救いも不安も綯《な》い交ぜになっているわけです。

カラスと死者との関連を期待する年配の従業員に、

「今にきっとわかるかもしれないけど、カラスが何か特異的な感覚を持っていて、動物や人の死に対して、敏感に反応しているのかもしれないよ」

と期待を持たせると、年配の従業員たちは「やっぱりそうでしょう」といくらか満足した顔でうなずくのでした。

人間の臨終を察知する動物たち

カラスと人の死の関係は人知が及ばない世界ですが、人間の臨終を察知することのできる動物もいます。

かなり前の話になりますが、診療所の厨房のそばの竹藪の中に誰が捨てたのか、一見して飼い猫とわかる三毛猫が現れました。すごく人なつこい猫で、捨てられたその日から、厨房の出窓に姿を見せて、餌を求めるようになりました。

厨房や病院のスタッフは、その猫のあまりの愛らしさに負けて、ミーちゃんという愛称で可愛がり、餌を与えるようになりました。

その結果、猫は、竹藪と厨房の出窓を一日に何往復もするようになり、しまいには敷地を散歩する患者のあとをついて歩き、人を見ると足元でゴロンと転がって、お腹を見せるくらいになついたのです。

ただ、このミーちゃんに困ったことがありました。

診療所は医療機関ですから、もちろん動物を飼うことはできません。あくまでも猫とのお付き合いは、駐車場のある敷地のあたりか、厨房の出窓に限られていたはずなのですが、時折、患者のあとをついて病室の中にまで忍び込み、ちゃっかりとベッドの中に潜り込むようになったのです。それを追い払うのに、看護師たちがミーちゃんを追いかけまわすことになりました。

しかし、その後気づいたのですが、ミーちゃんがあとについていきベッドの中まで入っていくのは、余命いくばくもない患者さんに限られるのです。

つまり、ミーちゃんは、間もなくその患者さんがこの世からいなくなることを察知していたのかもしれません。

また一方、犬の場合は、非常に嗅覚が発達しており、刺激臭に対しては人間の約1億倍、臭いを嗅ぎ分けることができる、といわれています。

刺激臭以外の臭いについても、人間の6000倍以上敏感な嗅覚を持っているといわれているのです。オスの犬は、発情したメスを8キロ離れた先から嗅ぎ分けることができる、とまでいわれているくらいです。

人が危篤状態に陥ったりすると、体内の病変や化学的な反応などから、独特な臭いを発します。

たとえば、胸の病気の場合には、呼気に病気特有の臭いがつくことがあります。また、肺からの喀血《かっけつ》、食道や胃からの吐血などの場合には、血液の臭いが口や鼻から臭うこともあります。

また、長患いで褥瘡《じょくそう》などが大きくなり、皮膚の腐敗などが進むと、悪臭が漂うこともあります。さらに、臨終が近づくと、尿や喀痰《かくたん》に、真菌の一種である酵母菌が現れてくるようになります。

こうした微妙な臭いを、犬は察知できるのかもしれません。

ペットの犬にも、同じような行動がみられるといいます。犬は、重症に陥った患者のそばを24時間離れることはない、といいます。いつまでも付き添って、息を引き取るまで、患者を安らかに眠らせるように世話をする、という姿がよくみられるのです。

こうした現象から考えると、犬や猫には、臨終を察知する能力がある、といえるかもしれません。

ふだんまったくなつかないペットが突然なつくようになったりしたら……怖い想像はやめておきましょう。

こんな症状が起こったら、臨終の赤信号！

よく、年をとると子どもに還り、幼児性が強く表れたりするといいます。口がさみしいと訴える、人が恋しいと訴える、中には昔の恋人が恋しいと訴えることもあります。

また、「先祖返り」という現象があって、体質的に遠い昔の先祖の肉体的特徴や病的特徴が肉体に現れることもあります。

患者さんがこうした幼児性を持ったり、先祖返りを起こしているかなどを比較的簡単に見つける方法があります。

まず、幼児性がどれぐらい残っているのかは、把握反射の検査で判断がつきます。

【把握反射の検査】
①少し太い、丸くて短い棒を用意します。
②左右どちらかの手を差し出してもらい、その掌の上に棒を置きます。
③通常、成人はこの置かれた棒に何の反応も示さないのが普通です。それに対し、置かれた棒をさっと握る場合は幼児性がかなり強く残っていると判断します。実際に小さな子どもは目につくものを口に入れたり、握ったりする習性があるからです。

もう一つ、病的な反応があります。それは「バビンスキー反射」といいます。

【バビンスキー反射の検査】
①ちょっと角ばった棒を用意します。
②左右いずれかの足の甲の小指側の横の部分をこすります。
③指が扇型に開くことがあります。これは生まれて間もない赤ん坊や幼児によくみられる神経の反射です。まだ完全に脳の神経が発達していないために起こる現象と考えられています。脳卒中などで脳に異常が発生すると現れるようになります。

このバビンスキー反射がただちに臨終のサインというわけではありませんが、患者さんの診察をするたびにこの反射が見られるようだと脳卒中などの経過が思わしくなく、病気の予後も順調に回復していないことになるため、いずれ病気の再発作や末期の状態へとつながる危険が潜んでいるとみなければなりません。ベテランの臨床医であれば、つねに気にかけている検査の一つなのです。

こうした病的な反射が明らかにみられなくても、床に臥している病人が今までとは違う態度を取り始めることはよくあります。

たとえば、「そばにいて」とか、「手を握っていて」、あるいは「抱きしめてちょうだい」などと看護師たちに甘えるなど、幼児性のある行動を示すようになると、われわれは患者さんの臨終が迫っていることを察知します。

人はこのように、徐々に子どもに戻っていきながら、最終的に土に還っていくのです。

なぜ人は独りぼっちでは死んでいけないのか

さて、入院も長くなって容態が徐々に悪化し、終末期が近づくと、患者さんが意外な行動を取るようになる場合があります。その一つが「集団欲」という本能が目立つようになることです。

人間をはじめとして多くの生物では、三大本能といって、「食欲」「性欲」に加え「集団欲」の3つの本能が備わっています。

集団欲とは、生物は群れを作って生きていく、ということの証でもあります。

杉や松、つつじやさつきなどの植物、シカ、オットセイ、イルカ、クジラ、サル、ゾウ、トナカイなどの動物を見てもわかるとおり、種の保存のために動植物の多くは群生しています。

人間も例外ではありません。決して一人では生きていくことはできません。最小の単位は夫婦、そして子どもが生まれた家族、次は人が集まる社会の中で、やはり群れをなして生きていきます。

健康なうちは、一人でも暮らしていけますからあまり気にもなりませんが、病気で倒れたり、さらに症状が悪化して病院に入院したりすると、とたんに寂しさを覚え、人が恋しくなる、つまり「集団欲」が顕在化するのです。

大病を患っていて入院が長引いている人や、終末期を迎えた患者さんは例外なく、「家族に会いたい」「友人に会いたい」「昔世話になった人に会いたい」と訴えるようになります。

基本的に「集団欲」は誰しもが持っているものなので、こうした訴えだけなら問題はありません。ただ、これがあまりに激しくなりすぎたり、ふだんはそんなことをおくびにも出さない人が露骨に人恋しさをアピールするようになったりすると、危険な前触れの一つとして、医療スタッフは患者さんの容態や心理状態の把握にピリピリするようになるものです。

臨終が近づくと、男も女も助平になる

この集団欲と並んで、そしてもう少し厄介な本能は「性欲」です。

患者さんの中には今生の別れが近くなると、やたらに女性に興味を示す人も少なくありません。つまり、この世との別れが近くなった男は、老いも若きも助平になるといってもいいかもしれません。

私の診療所の患者さんの中にも、

「師長さん、一回でいいからおっぱいに触らせてよ」

と手を合わせるようにして懇願する不届きな患者がいるようなのです。

そのとき師長はどう答えたでしょうか。

「高いわよ」

「いくら?」

「片方3000円」

「ひゃ〜。それは高い。そんな金はないよ」

「そうよね。生活保護で支給される少ない日用雑貨費では、石鹸《せっけん》と歯ブラシを買うのが精いっぱいで、とてもおっぱいを触る代金までは出ないわよね」

「……」

ここでたいていの患者さんは絶句します。これが師長の助平な患者の撃退術だそうです。

これは私自身にかかわる秘密の話なのですが、今でも付き合いの古い看護師や介護士の人からひやかされると顔が熱くなる〝助平なエピソード〟があります。

今の師長が来る10年以上も前の話なのですが、私の父が亡くなるまでのしばらくのあいだ、この診療所に入院していたことがあります。

父は昭和の戦争の真っただ中を生き抜き、日中戦争や、第二次世界大戦を経験し、終戦を南方のティモール島で迎え、生きて帰ってきたのが奇跡ではないかと思われるくらいの人生を送ってきました。今まで大病を患うこともなく、80代になってから胸のレントゲンをとると60代の人の肋骨《ろっこつ》ではないかと思われるくらい、若々しい体をしていました。しかし、晩年は急速に足腰が衰え、ベッドでの生活を余儀なくされるようになりました。

今の師長の前任者の師長は、60になるかならないかの歳でしたが、やけに肉付きのいい人で、色が白く、体全体がぽっちゃりとした秋田美人でした。白衣の裾からのぞいている脚は、とても60に手が届く人のものとは思えないくらいピチピチとしているように見えました。

あるとき、その師長がニヤニヤしながら私の耳元で訴えました。

「先生のお父さんって、先生に似てすごく助平なんですよ。おむつ交換をしていると、いつの間にかそっと手が伸びてきて、私のおしりの肉をわしづかみにしてなかなか離そうとしないの。先生のお父さんだから怒るわけにもいかず、やめてちょうだいと言うと、ニコリともせず、今度は私の太ももを図々しく触ってくるの。まったく困っちゃうわ。でも、お父さんは可愛い人だから、私許しちゃいます」

「師長ごめん」

と手を合わせて謝りました。いい思いをしているのは父なのに、なぜ息子の私が父に代わって謝らなければならないのか……。

それより、こともあろうに親が息子の悪い血を引いているとは何事でしょうか。そんな話は聞いたことがありません。私はいささか腹が立ち、納得はできませんでしたが、親と子では一蓮托生《いちれんたくしょう》、仕方なく平謝りした覚えがあります。

体の衰えは「目・歯・魔羅」の順でわかる

医者の親ともあろう者がこんな不謹慎な行動に出るのですから、多少認知症の入った男の患者さんだと、女性スタッフは身の危険を感じて警戒しながらおむつ交換をしなければならなくなってしまいます。

俗に男性の臓器の老化は、世間では「ハ・メ・マラ」などといわれる場合がありますが、じつは「目・歯・魔羅《まら》」の順で起こるといわれています。

高齢になると、まず目（視力）が衰えてきます。加齢現象としての目の病気も増えてきます。

次は歯が抜け始めます。健康なうちは、歯は親知らずを除いて、上下で28本ありますが、日本人の平均では、60歳で23本、80歳で14本、85歳以上では8本しか残らなくなります。最後にやってくるのは魔羅の機能低下です。魔羅とはサンスクリット語で男性の陰茎のことを指します。これが最後まで衰えないというわけですから、なかなか厄介な代物なのです。

江戸時代の名奉行の大岡越前守《おおおかえちぜんのかみ》が母親に「女の性欲はいくつまで続くものか？」と尋ねたところ、母親は黙って火鉢の中の燃えている炭灰をかきよけたというのは有名な逸話で、女性の性欲も男性に負けないくらい永久性が強いものなのです。

ところで、男性と女性とではどちらのほうが助平なのでしょうか。

人の性欲は脳の中の視床下部というところに支配されていますが、ここにある男性の性欲中枢は女性の約2倍の大きさであることがわかっています。どうやら健康なうちから男の体は女性よりもはるかに助平にできているようなのです。

もう一つの食欲中枢ですが、これも視床下部という部分に支配されています。食欲中枢のうち、男性の摂食中枢は性欲中枢と隣り合わせに存在しているので、この2つの中枢は密接な関係にあります。飢餓状態に陥ったり、命の危険にさらされるような状態になると、男はまず子孫を残すことに頭が働きます。すると、性欲が旺盛になり、食欲どころではなくなります。

こうした脳の働きは、生命が燃え尽きる瞬間にも、男性の女性に対する関心が高まることはあっても消えることはないことを示しています。

自分の死期は、患者自身がよく知っている

介護士の石上幸子さんが受け持っていたある患者さんは、背中から足にかけて、見事な色彩の緋牡丹《ひぼたん》が咲いている男でした。その緋牡丹の両脇から、2匹の龍が今にも飛び出してくるのではないかという形相で、こちらを睨《にら》み付けています。

他の看護師や介護士は、その入れ墨のすごさに圧倒されて、身の回りの世話やおむつ交換などをする際、いつも尻込みをしてしまうほどでした。

ですが、石上さんはそんなことはあまり苦にならないふうで、馬が合うというか、まるで長い付き合いのような親しい口調で、冗談を言い合っている光景をしばしば見かけました。

彼女は、患者さんのことを「コンちゃん」と呼んでいました。それは、あだ名なのですが、呼び名の由来は、時折彼がからかい半分に歌って聴かせる卑猥な歌からきているよう

でした。

「うちの父ちゃん、キツネかタヌキ、夜の夜中に穴さがし、穴さがし……」

その歌詞のキツネが、コンちゃんというあだ名に化けたようでした。

コンちゃんは、肝臓が悪く、すでにお腹には腹水が溜まっていて、血液データも芳しくありません。私や医療スタッフは少しずつ少しずつ病状がターミナルステージに向かっているとみていました。

でも、二人の会話を聞いていると、じつに生き生きとしていて、時にひやひやすることさえありました。

「体中に入れ墨して、若いときは酒ばっかり飲んでたんでしょ。だから、肝臓悪くしたのよね。今からじゃ遅いけど、しっかりと点滴して治療すれば、まだまだ元気でいられるわよ。がんばるのよ」

「ありがとう」

コンちゃんは、石上さんに対してだけは、じつに素直でいい男でした。

でも、コンちゃんの冗談が度を過ぎたり、行動がカンにさわると、石上さんの一撃が情け容赦なくコンちゃんの上に降りかかりました。

「あんまり夜は水飲むなって言ったでしょ！　体がむくんでるのに、これ以上水飲んだらダメだって、先生からも言われてるのに、どうして隠れて飲むのかな」

「ごめん」

「そんなに水飲むと、トイレも近くなるし、夜安眠できないでしょ」

「ごめん」

「昨日だって、夜中に3回もうんこしたでしょ。おむつ交換する身にもなってよ。70キロもある人を、私一人でおむつ交換するのもたいへんなんだから。少しは協力してもらわないと」

「だってよ、幸子が当直だとわかると、俺、安心してうんこしちゃうんだよな」

「私の顔見るとうんこに見えるわけ？」

「まぁ、なんとなく、そんなとこかな」

「失礼しちゃうわね。そんなに私って下品かしら」

「いやぁ、幸子はいい女さ。だから、今夜もおむつ頼む」

そんなやり取りを聞いていると、周りのスタッフのあいだからも、くすくすと笑い声が起きるのです。

そのコンちゃんが、急に元気がなくなりました。原因は、肝臓病が進んで、血液中にアンモニアが急速に増加し、肝性脳症という状態に近づき始めているからでした。

このまま一般病棟に置いては、十分な治療ができないので、重患室に運んで、集中的に治療することにしました。

ところが、彼を運んだあとに、驚嘆するような事実がわかりました。ベッド際の床頭台《しょうとうだい》を開けてみると、自販機で買った飲み物の空きボトルに水道水を入れた物が、なんと20本も出てきたのです。

「どうして、こんなことしてたんだろう。信じられないわ」

石上さんは、そのボトルを床頭台から取り出しながら、ため息をついています。

「きっと、水を飲むな、飲むな、とあまりしつこく言ったので、私にまで隠れて水を溜め込んでいたのね。水臭い男だわ」

師長たちが、病室に駆けつけてくると、石上さんは苦笑しながら首を振っていました。

こうしたスタッフの会話や異常な行動を見聞きしていると、どうやらコンちゃんは、すでに自分の死期を悟っていたに違いないのです。

石上さんには打ち明けなかったようですが、一般病棟から重患室に移されるとき、弱々しい声で、「とうとう、来たか」と、師長に呟くように言ったというのです。

コンちゃんのように、末期を迎えた患者さんの多くはそれとなく自分の死期を感じ取っているように思われます。

医者の私も、臨終の覚悟ができていない

たくさんの患者さんを診ている医師自身が臨終を迎えようとするとき、死についてどう思うか、に興味を持つ患者さんや家族の方もいます。患者さんから直接、「先生は死をどう考えますか？」と聞かれたこともあります。

もちろん、誰よりも自分の病状や経過について詳しく理解するでしょうから、自分の死期を悟るのも一般の方々以上に敏感になるものと思われます。

私の高校の3年先輩で、小説家としても著名な渡辺淳一先生に、「医者医者物語」という作品があります。

その中で渡辺先生は、医者が病気になって他の医者に診てもらうときには、（医者ではない）患者さん以上に神経をとがらせる、という趣旨のことを述べていらっしゃいます。

医者が病気になると、医学的な知識が豊富であるぶん、病状の経過が詳細にわかるのと

同時に、自分に施される治療法にも注意がいき、いろいろな悩みが深まって眠れなくなる夜が続くというわけです。

これは臨終に際しても同じことがいえて、自分の死期を明確に悟るであろうため、相当の精神力が必要になるのではないかと想像されます。私は、病との闘いに敗れて命の限界を悟り、静かに旅立っていった先輩たちを何人も知っていますが、私自身がその域に達するまでには、相当の心のトレーニングが必要だと思います。

患者さん方の臨終に立ち会っていると、明日はわが身という思いが脳裏をよぎることもしばしばですが、私はまだまだ修行が足りないのか、とても前述のコンちゃんのような心境になることは難しそうだと思っています。

死を受け入れる過程を教えてくれる5段階

コンちゃんのように自分の死期を悟り受け入れるまでには心の変化の段階があります。

スイスの精神科医、エリザベス・キューブラー・ロスは「死にゆく過程の5段階」という論文を発表し、病に侵された人が死を受容するまでには、5段階の経過をたどると提唱しています。

▼第1段階「否認」

自分が病気にかかったことを認めたくないという気持ちが働く段階。

▼第2段階「怒り」

どうして自分だけが、こんな病気にかかったのだろうという怒りを覚える段階。

▼第3段階「取り引き」

この避けられない現実を少しでも先へ延ばして生きなければならないと神に対して働く取り引きの気持ちが生まれてくる段階。

▼第4段階「抑うつ」

もうこの状態から逃れられないという現実から生まれてくる、心が抑うつ状態に陥る段階。

▼第5段階「受容」

患者が死を受け入れなければならないと思う段階。

このキューブラー・ロスの「死にゆく過程の5段階」は、現在の看護教育でも教えられるようになっています。看護師たちは、この5段階の状態によって精神的・肉体的な看護にあたるように教育されているわけです。

新しく入院した患者さんは、入院して最初の頃は、ほとんどの方が気が高ぶっていて怒りっぽく、看護や治療に抵抗を示し、なかなか厄介な存在になります。

その原因の大半は、新しい環境に移ったことによるストレスによるものです。

師長をはじめとしたベテランの看護師たちは、こうした患者さん方に安らぎを与え、心を開かせ、看護や治療に協力してくれるように仕向けるのが最初の仕事になります。

何度も何度も繰り返し、いかに食事をとること、睡眠をとることが大切であるかをやさしく説得しているうちに、患者さんの多くは心を開いていくものなのです。

最初は点滴一本打つのも容易ではなかった患者さんも、信頼関係が生まれ始めると、素直に治療に協力してくれるようになるものです。

こうした、いかに患者さんの心を開かせるかということが、看護にあたるスタッフの重要な仕事になります。

しかし、とくに高齢者の場合は退院の望みが薄い経過をたどることが多いため、次にスタッフを手こずらせるのは幻覚や徘徊、暴言・暴力などです。

この第2段階の患者の抵抗ともいえる心の変化に対して、どう接したらよいか、それをいつも考えるのがベテランのスタッフの仕事でもあります。

そして、死を目前にした第2段階の心の荒れた患者さんに接する第一の心得は、やはり思いやりとやさしさなのです。

看護師がまるで親族の一人のようにやさしく接することで、患者さんの心にやがて安らぎが訪れるようになります。

人の心を癒すのは、薬や処置だけでは不十分なのです。やはり、人が人に接するのが医療の本筋なのですから、心を大切にするのが大原則ということになります。

石上さんが看ているコンちゃんはすでに、1～4の段階を経て、最終的に5段階に入った状態であると医療スタッフたちはみていました。

事実、重患室に入った彼はとても落ち着いた顔をしていました。それは自らの死期を悟ったうえで、それを静かに受け入れようという覚悟が決まった顔であった気がします。

日増しに意識が薄らいでいったコンちゃんはやがて多臓器不全を併発して、長いあいだ彼とともに生きてきた緋牡丹に囲まれた龍とともに、あの世に旅立っていきました。

第2章 死に場所の不思議

——人はなぜ畳の上で死にたがるのか

最期を迎えるべきは病院のベッドか、それとも畳の上か？

日本人の心の中には、生まれて産湯《うぶゆ》を使うのも自宅、一生を終えるときも自宅の畳の上で、という気持ちが強く根付いています。

「病院のベッドでなんか死にたくない」……ふだん患者さんを診ていると、老若男女を問わず、そう思っているのがありありとうかがえます。

「生まれるときも死ぬときもわが家で」という、その強い希望はどこから生まれてくるのでしょうか。

それは、日本人の、人情と義理を大切にする国民性にあるといってもよいかもしれません。多くの家族に囲まれて、祝福されながらこの世に生まれてくる、そして一生を終えるときは、夫や妻、あるいは子ども、孫、兄弟などに囲まれて天国へ旅立つ、というのが理想的な人生だと思っている人が国民の大半なのです。

家の畳で死ぬことは、病気がある場合には、在宅診療や在宅介護のお世話になる、ということを意味します。

その場合に、不幸にして病状が進み、ターミナルステージを迎えなければならない状態になると、いろいろな問題が起きてきます。

はたしてその問題を今の日本の家族構成で解決していくことができるかということを、真剣に考えなければならない時代に入ってきているのです。

幼き頃の記憶が蘇る、祖母の背中の温もり

私は、北海道の知床半島の羅臼《らうす》町で生まれました。私の子どもの頃は、そこは陸の孤島と呼ばれるような僻地で、病気になっても医者にかかることもできず、6カ月にも及ぶ長い雪の季節を、ただひたすら無事に病気もせずに過ごせることを神や仏に祈るしかない環境でした。

母は旅館に嫁ぎ、日々忙しくしていましたから、とても赤ん坊の私の育児にかかりっきりというわけにもいかず、私の世話はもっぱら母方の祖母が、私がかなり大きくなるまでみてくれていました。

何歳の頃か、今も記憶に残っていることを思うと4歳くらいにはなっていたのでしょう。知床半島のあたりは春先になっても気温が上がらず、寒さに耐えるのがたいへんな中で、祖母は裸の私をじかに背中に背負い、その上からちゃんちゃんこや襟巻、角巻《かくまき》を被って、

よく子守をしてくれたものです。今でも、その祖母の背中の温かさは鮮明に記憶に残っております。

私が小学校の中学年になった頃でした。

「坊やが白い線が2本入った帽子を被って中学に通う姿を見てから、おばあちゃん、あの世に行きたいと思っているんだけど、間に合うかねぇ」

目を細めて私の頭をなでながら、よくそんなふうに言って私の成長を願ってくれました。帽子に白線が2本というのは、旧制の中学のもので、僻地の小学校で育った者には、その旧制中学に進学することなど、夢のまた夢でした。第二次世界大戦が終わった直後には、教育制度が改革され、誰でも義務教育で中学に入れるようになりましたが、私の子どもの頃は、小学校を卒業するのがやっとで、その上の教育を受けるなんて高嶺の花だったのです。

末期がんだった祖母の壮絶な最期の姿

私が小学校の5年生のときに、祖母は病で倒れました。その頃、祖母は長男が小学校の校長をしている、別海町《べつかいちょう》の春日という地区に身を寄せていましたが、医者になってから考えてみると、たぶん病気は当時は手の施しようのない卵巣がんか子宮がんではなかったかと想像しています。

私は母に連れられて、1月から3月まで、その別海町の母の兄の住宅に見舞いに行きました。そこには、札幌や旭川、名寄や根室に住んでいる子どもたちが次々と集まってきて、祖母の介護を手伝っていた光景を、今でもよく覚えています。

とにかく私は、祖母に可愛がられて育ちましたから、そういう状態の祖母を前にして学校の勉強などは手につかず、とうとう3学期を棒に振ってしまいました。今なら、進級に響くといって周りが心配したでしょうけれども、おおらかな時代でしたから、私や母が、祖母の看病に長逗留《ながとうりゅう》して帰ってこないことは、むしろ美徳として受け入れられたのです。

文字どおり、祖母は畳の上からの天国への旅立ちとなりました。時代が時代ですから、特別な治療を受けるわけでもなく、ただただ臨終を待っているだけの、畳の上での生活でした。今考えてみると、肉体的にはさぞかし苦しい闘病生活だったのではないかと想像されます。

医者は、週に一回往診に来ていましたが、来るたびに「何もすることはない」という様子で帰っていった姿を見て、子どもながらに「日本の医者はなんて情けないのか」と悔しくなったほどでした。

それが、私を医者の道へ駆り立てる原因になったわけではありませんが、「病気になったら医者にかかるよりは、坊さんに相談したほうがよい」という環境の中で育ってきた私には、そうした病に倒れた人の姿は、見るに忍びないものでした。

こうして祖母は、子どもや孫に看取られて天国へ旅立ちました。でも、このような光景は現在の日本では、もう見ることはできなくなってきたと思います。

今考えてみると、祖母はがんに蝕《むしば》まれていく体の激痛に耐えて、最期は断末魔の苦しみを味わったに違いありません。それを緩和させるだけの医療は少なくとも当時の私の故郷には存在しませんでした。

それでも、祖母は「お母さん、お母さん」と呼ぶ声や、「おばあちゃん、おばあちゃん」と呼ぶたくさんの声に送られて、天国へ旅立っていったのです。

きっと体の苦痛も、親族の温かい送りの言葉で、いくらかは消えていたのかもしれないと思うと、多少ですが心が和みます。

この原体験が、「臨終にはできるかぎり立ち会うべき」と考える土台になっているのです。

在宅診療では、難しくなる臨終間際の症状の数々

本来であれば、祖母のように家で看取るのが最善ではありますが、みんながみんなそうできないのは、病気によってはやっかいな症状が生じるからです。

実際にどのような症状が出てくるのかを医師の立場から説明しておきましょう。

①消化管からの出血

在宅で養生していて病状が進んでいくとき、まずやっかいになるのが消化管からの出血です。専門的には、「吐血」や「タール便」という言葉で表されますが、これは体が末期の状態に陥ったときの重要なシグナルでもあります。

われわれ医者は、「患者さんが吐血した」という知らせを受けると、とうとう来るものが来た、と緊張するものです。

体が衰弱して末期の状態になると、血行障害が起きます。血液が血管の中を流れにくくなるのです。

次は、たとえば胃などでは消化液の塩酸とペプシンの分泌がさかんになります。それに

加えて、ヒスタミンという蕁麻疹《じんましん》の元になることでよく知られている物質の分泌も起こってきます。これらの現象が加わることによって消化管出血を起こし、一部は口から、一部は大腸を通って肛門から外へ、流れ出ていくことになります。

口から出る出血のことを「吐血」、腸のほうから外に出る黒ずんだ便を「タール便」といいます。タール便は、消化管から出血した血液中の成分が腸の中で時間をかけて変化するから黒ずむのです。

このような状態になると、止血剤などを使って治療しますが、在宅の畳の上ではなかなかうまくいきません。口から血液が絶えず流れ出てくることを想像してみてください。患者にとって苦しいのはもちろん、それを見つめる家族の側も耐えられるものではありません。

ですから、こうした症状が出てきたときには、やむをえず病院に入院して、治療せざるをえなくなるというわけです。

②尿閉《にょうへい》

尿閉とは、膀胱《ぼうこう》から尿が出なくなっているということです。こうした状態が続くようになってくると、やはり命の危険信号です。

最初のうちは、「乏尿《ぼうにょう》」といって尿が少し出にくくなる程度の状態が続きますが、さらにまったく尿が出てこない「無尿」という状態になると、たちまち命は危険にさらされます。

原因は、全身の機能低下にともなって、腎臓そのものの働きも低下し、尿が腎臓で生成されなくなってしまうのです。

この場合も、人工透析やあるいは薬物による治療を急がなければ、尿の中の悪い成分が全身を回って、尿毒症という状態に陥り、ターミナルステージは一気に臨終へと向かうことになります。

③痙攣《けいれん》

痙攣とは、筋肉が収縮を繰り返す結果、顔や体の震えが止まらない状態のことをいいますが、これも在宅で治療することはなかなか容易ではありません。

まず、高熱が続きますと、熱性痙攣が起こります。また、脳の病気などの後遺症で起こる、症候性てんかんでも発生します。さらに甲状腺の病気や、破傷風などの感染症でも起こります。このてんかんは、一度起こるようになりますと、入院している場合でも治療するのに骨が折れます。しかも、痙攣が長く続くような場合は、基礎的な疾患が特定できないと、適切な治療も難しくなるのは、当然のことです。

畳の上での治療では、大きな機械や精密機械はとても持ち込むことはできませんから、おのずから、病気の診断治療には限界が生じます。できるだけ最期まで在宅で看取りたいというご家族やご本人のお気持ちは痛いほどわかるのですが、医師の立場では「はい、そうですか」と応じられないケースも多々あるのです。

判断が難しくなってきた死の床の選択

女性患者のIさんは、入院してから、しきりに家に帰りたいと言い始めました。歳は70代の半ばで、家族は息子さん夫婦との3人暮らしでした。

病室のベッドの上はもう耐えられなくなったという顔で、看護師やヘルパーを見つけると、しきりに家が恋しいことを訴えるようになりました。

「帰っても、ここで寝ているよりもつらいことが待っているはずなのに、どうして帰りたいと訴えるんでしょうね」

師長はしきりに首をかしげて不思議がっています。というのも、Iさんの状態は、とても家に帰って治療するようなものではなかったからです。

入院した頃は、まだ体を起こして自分で箸を持ってご飯を食べることもできたのですが、嚥下《えんげ》障害がしばしば起こるようになって、それが原因で誤嚥《ごえん》性肺炎を繰り返しているので、介助がなければ食べることも難しくなっていました。

さらにそれから1週間ほどすると、心肺機能も低下して、酸素吸入が必要になり、尿量も減少し、自力ではなかなか排泄できないため、膀胱の中にバルーンと呼ばれている留置カテーテルの処置が必要になってきました。

そんなある日、ある有料老人ホームから、「家族の強い希望があるので、施設でIさんを引き取りたい」という連絡があったのです。

師長や事務の担当者が今のIさんの状態を説明し、とても施設での治療は無理であることを説明しました。ところが、すでにキーパーソンである家族とは話がついているようで、「有料老人ホームの介護で十分に対応ができるから」と引き下がらないのです。

しかし、病院で酸素や点滴などの処置をしている患者さんを、医療設備のない施設にあっさり引き渡すのは、医者としての良心が許しません。

そんな、退院するしないのやり取りが一日中続いたあと、突然有料老人ホームの担当者が4人ほどで押しかけてきました。家族も一緒でした。

私はレントゲン写真を見せながら、すでに胸水が溜まり始めていて、肺炎そのものも悪化していることなど、全身の状態をデータを挙げて説得したのですが、家族も退院させたいの一点張りでした。

これ以上強制力をもって患者を引き留める権限は私にはありません。心中では「病院で治療を受けてもらうべきだ」という確信があったものの、Iさんを退院させることになりました。

その後、Iさんからもご家族からも連絡がありませんので、Iさんがどうなったのか知る由もありません。が、決して経過は良くなかったはずです。今でも患者さんが病院を退院し、医療設備の手薄な施設に入居したことは、患者さんにとって決してベストの方法ではなかった、と思っています。

患者さんからできる限り苦しみを取り除いて、おだやかに天国へと送り出してあげるのも、看取る側の大切な役割だと私は考えています。

日本中にいろんな施設ができて、重症な患者さんでも入居させ、在宅診療などで対応しようという風潮が広がっていますが、患者さんを医療機関で継続的に治療するか、自宅の畳の上、あるいは施設で対応するか、その判断は非常に難しい時代になっています。

こんな症状が現れたら、畳の上での治療は難しい

容態がターミナルステージとなり、末期の状態に至ると、とにもかくにもいろんな症状が現れて、医者や看護にあたる医療スタッフを悩ませます。

前述した症状の他にも、まだまだ危険な症状が出てきます。さらに、どんな症状が出てくるか挙げてみましょう。

①40℃近い発熱
②心不全による不整脈
③とってもとっても喀出困難な多量の喀痰
④呼吸が難しくなってくるために起こる下顎呼吸
⑤苦しみから出てくる唸り声や奇声

⑥急激に安定しなくなる血糖値の上昇
⑦全身の血液循環が低下して起こってくるチアノーゼ（皮膚や粘膜、ツメなどが青紫になる状態）
⑧自律神経の働きが低下して起こる尿失禁と便失禁

こうした症状が現れ始めると、病棟は慌ただしくなります。

とくに、40℃以上の体温になると私たちは焦ります。

体の細胞は、体温が42℃以上になると死滅する危険にさらされます。とくにダメージを受けるのは、体の酵素です。われわれの生命を維持するために、体には約3000種の酵素が働いています。

酵素は、消化酵素、代謝酵素、食物酵素と大きく3つに分けられますが、それらの酵素は42℃以上の温度には耐えられません。酵素が破壊され始めると、細胞が生きていくための生命活動が脅かされ、やがて細胞は死滅し、体の組織や臓器はすべて死に向かいます。

したがって、体温を37℃以下に抑えておくことが、病気の治療をするうえでも大切なことなのです。40℃を超えてしまった体温をなんとか低くしようとして、看護師もヘルパーもクーリングの処置をするのに必死になります。

いずれにしても、患者さんがご自宅の畳の上で最期まで治療を受けるか、それとも病院のベッドの上で治療を受けるかの選択は、患者さんにとってだけではなく、ご家族にとってもとても重要な選択となります。

生きる期間が短くなっても家での暮らしを選ぶ人もいますし、一日でも長く生きることを優先して入院生活を選ぶ人もいます。これは臨終を迎える際の価値観、さらにいえば人生観のテーマでもあります。

本人も家族も、いざというときにどうすべきか、あらかじめ考えて、決意を固めておく必要があるのです。

「手当て」を死語にしてしまっていいのだろうか？

昔から、「医は仁術」といわれています。その仁術という字の語源をたどってみると、人が二人という意味になります。その二人とは患者と医者という意味にとれます。つまり、病める者を治療する場合には、患者と医師とが協力し合って努める、それが医療の原点だという意味なのです。

病人が病院に運び込まれると、診断と治療が優先します。命を救うためには、なかなか患者本人の意向などをゆっくりと聞いている余裕もなく、今患者が置かれている窮迫した状況から脱出させるために、医療スタッフは必死になるものです。

もちろん、それは救急搬送などで運び込まれた患者さんを診る場合には必要なことなのですが、一命をとりとめたあとの対応が、昔に比べて少しおろそかになっているのではないか、という不安を抱く人もいます。

それは精神的なケアのことです。現代社会では多数の病人が病気を治すために病院に押しかけますから、3時間待って3分診療などという光景が見られることも多々あるようになりました。

押すな押すなと患者が押しかける状態では、患者と一対一で向き合い、精神的な苦痛や悩みを時間をかけてゆっくりと聞き出すという暇はありません。

とくにコンピュータ社会になってからは、カルテも電子カルテになりつつあり、検査から治療、投薬、さらに次回の診察の予約まで白衣姿の医者は、患者の顔を見るのではなく、パソコンの画面とにらめっこ状態に陥る、というシーンも増えてきました。

それでは、なかなか医師と病める者とのあいだの距離は縮まるものではありません。これからの医療では、こうした面での改善が望まれます。

もう一つ、われわれ臨床に携わる者は、古い時代から培われてきた「手当て」という言葉の意味を思い起こしてみる必要があります。

江戸時代までは「治療」という言葉は使われることはなく、もっぱら患者の病を治すことを「手当てをする」と言っていたようです。それが、今に伝えられている医療の原点でもあります。つまり、患者の診察をし治療をするということは、まず患者の体に手を当てるという行為から始まる、と先輩医師たちは教えてきたのです。

脈をとる、という言葉があります。ひと昔前の医師は、患者が診察室に入ってくると、まず患者の手首に3本の指をあてて脈の状態を診たものです。

診察の基本として、この脈を診ることから始まるのが一般的でした。まずは患者の体に手を当てることが治療の第一歩だったわけです。

また臨終のときにも、脈をとる、という言葉が使われます。最期を迎えようとしている患者に手を当て、心臓の鼓動を伝える脈拍が完全に停止するのを確認し、それから臨終を告げたものです。

しかし、現代ではこの脈をとるという行為は軽んじられています。男性医師と女性患者の場合にはセクハラと捉えられることがあったり、医師に代わって確実に脈拍の異常や臨終を診断する精密機械が開発されてきたこともあり、脈をとるシーンはほとんど見られなくなりました。

技術的には、医師が脈をとらなくても、病気の診断や死亡の確認はできるようになりました。それでも患者の体に手を触れて、脈をとる、さらには衣服を脱いで胸を開けさせて打診、触診、聴診といった、昔ながらの診察の定型的な技法は大切なのです。それは患者の心に、医療に対する信頼と、何よりも精神状態の安定を与えるために重要な行為なのです。

看取りのときは、あなたの手の温もりを伝えてほしい

患者さんが危篤状態に陥ったときは、家族は何はさておき、病で苦しんでいる、愛する人の手や顔などの肌に触れることが大切です。つまり、手の温もりを相手に伝えることです。

皮膚の厚さはわずかに2ミリしかありません。皮膚は表皮と真皮に分かれますが、表皮の部分に至っては、わずかに0・2ミリの厚さです。

家族の温もりが病める人の肌、さらには心に届かないわけはありません。この家族の温もりこそが、臨終を間近に控えた人に安らぎを与えるために必要なのです。

患者さんは臨終が間近に近づくと、まだ言葉が口をついて出る状態のときには、必ずといっていいほど口にする言葉があります。

それは、「家族に会いたい」

あるいは、「お墓参りがしたい」「家に帰りたい」

さらには、「美味しい物が食べたい」

といったものです。

そして、死の直前には決まり文句のように、家族やスタッフを見つめて、

「ありがとう。ありがとう」

を連発するようになってきます。

こうした言葉を口にするときには、表情も和らいでまるで仏様のような顔になっていくものです。

そうした状態の愛する人の手をさする、あるいは顔にやさしく手を当てることは、必ずや愛する人が天国への旅立ちの恐怖を和らげるために役立っているはずです。

中国には「気功」という民間療法があります。

「気功」とは、気を循環させ体内の気を高めるという方法で、そのよく知られている技術の一つが太極拳です。これは自ら体を動かして気を高め、体の悪い部分を治したり健康を保とうというテクニックです。

一説によると、気功を天職とする気功師の手のひらからは遠赤外線が発せられ、それが人体と共鳴して気を高めるために役立つといわれています。これも「手当て」の持つ力の一端でしょう。

温かい手で病める者を癒すという「手当て」の概念を、われわれ現代人は再び思い起こすべきです。

「看護」の「看」の意味するところを忘れるな

この「手当て」と並んで、もう一つ注目していただきたいのが、看護の「看」という文字です。

この「看」は、「手」と「目」という2つの文字に分解でき、その語源は「手をかざして自分の目で病める者をよく観察する」という意味を含んでいます。

つまり、「看護」という2文字は、ちょうど鉄道員が列車が発車する前に確認する指呼《しこ》のしぐさと同じように、「手をかざす」「手を当てる」という確認行為によって相手を見つめ、その状態を把握したうえで、「患者を護る」という意味につながるのです。

最前線で患者と接する看護師さんたちは、じつによく働きます。医者の私が見ていても、頭が下がることがあります。とくに、夜勤などに入ると患者の訴えに一睡もできずに走り回っていることもあります。

忙しくなれば人間の能力にも限界がありますから、どんなに優秀な人でも「ヒヤリハット」などという凡ミスに陥ることもあります。でもそれは即医療事故につながる行為でもあり、看護師は24時間神経をとがらせて患者を看なければならない、という肉体的にも精神的にもたいへんな職業でもあるのです。

不思議なもので、重症患者のいる部屋などで一人の患者さんが目を落とす状態になると、隣で寝ているベッドの患者さんの容態も急変し、中には一晩に立て続けに2人、3人が亡くなる、ということが起こるのです。こうなってくると現場はてんてこ舞いです。

看護師のあいだでは、

「きっと隣に寝ていて親しくしていたから天国へ連れて行っちゃったのね」

とため息交じりに言う人もいます。

とにもかくにも重患が押し寄せる現代の病院事情では、看護師の労働量は今後ますます増えていくことは間違いありません。

しかし、どんなに忙しくても、われわれ医療スタッフは看護の「看」という字を忘れてはいけないのです。

この文字は「看取る」とも使われます。「看取る」というのは「病気の手当てを行なう」という意味と、「死亡するまでよく世話をする」、そして「死亡を確認する」という意味にも使われます。

患者さんの状態を手をかざして覗き込むように観察することが、コンピュータに支配された現代社会の中でも欠かせないことなのです。

先人たちが患者さんを看るうえで、大切なこととして後世に伝えている名言を紹介しておきましょう。

「病気は、人間が自らの力をもって自然に治すものであり、医者はこれを手助けするものである」（古代ギリシアの医学の父、ヒポクラテスの言葉）

「いかなる患家を訪れるときも、それはただ病者を利益するためである」（同じくヒポクラテスの言葉）

われわれはすべての患者さんを全身全霊で「看取」っていかねばならないのです。

第3章　眠りと死の不思議

——人はなぜ臨終間際でも意識を持つのか

麻酔中にも意識が消失しない「術中覚醒」という脳の謎

麻酔中に意識が消失せず、覚醒したままでいる不思議な現象は「覚醒麻酔」と呼ばれます。

そして、この術中覚醒は、手術の中で、0・2パーセントほど見受けられるというデータがあります。

通常、全身麻酔中には、手術を受けている患者の意識は消失していて、手術の状況や手術中の医師や、その他のスタッフの交わす会話はまったくわからず、またメスを当てられている感覚などもないのが普通です。

人の感覚には、痛覚、圧覚、冷覚、温覚、視覚、聴覚など、いろいろなものがありますが、全身麻酔中には、これらの感覚はすべて消失しているはずです。ですから、体にメスが入る恐怖や痛みなどに耐えることができるわけです。

ところが、術中覚醒の患者さんでは、たとえば腹部の手術を受けているときには、メスが皮膚から内臓に達し、内臓の病変を切り取っていく様子や、医師がスタッフたちとメスやコッヘルを忙しくやり取りして手際よく手術を進めていく様子、さらには麻酔医とのやり取りや執刀者のスタッフに指示する声などがすべて聞こえているというのです。

実際に、手術の麻酔から目が覚めた患者さんが、「先生、手術中に会話したでしょう」などと、医師たちの話したことをつぶさに言い当てることもしばしばあるといいます。

なぜ、このようなことが起こるのでしょうか？

はっきりとは解明されていませんが、麻酔薬や麻酔技術の進歩で、脳全体の機能が完全に麻酔されることはなく、たとえば聴覚中枢などの一部の中枢がそのまま働いているのかもしれないと推測できます。

世界で初めて全身麻酔を行なったのは、わが国の江戸時代の医師、華岡青洲《はなおかせいしゅう》だといわれています。

青洲は、1760年に生まれ、1835年に亡くなるまでのあいだ外科医として活躍しました。青洲によって全身麻酔が発見されるまでは、外科的な手術は、死ぬほどの苦しみをともなったようです。

江戸時代の医師は、ほとんどが薬草を用いて治療をする漢方医で、大きな病気の手術などはとてもできませんでした。

その当時の様子は、『赤ひげ』の小説や映画で知られている、幕府直轄の小石川養生所

（現在の小石川植物園）を舞台に描かれています。

それでも、ケガなどで運び込まれた患者を救うため、やむをえず外科手術が必要になった場合には、数名で患者を押さえつけて、阿鼻叫喚《あびきょうかん》の中で手当てをしたようです。

華岡青洲は、チョウセンアサガオやトリカブトなど、6種類の薬草に麻酔作用があることを発見し、それらを配合して麻酔薬を生み出しました。その成果を確かめるために、実母と妻に人体実験を繰り返し、その副作用のために母は死亡し、妻は失明したことはあまりにも有名で、『華岡青洲の妻』という小説で有吉佐和子が描き、映画化されたこともよく知られています。

また、彼はこの全身麻酔薬を用いて、乳がんの手術を試み、成功しています。当時は日本は鎖国の時代であり、この発見は世界に知られることはなく、約40年遅れて、ようやく欧米諸国に広がりました。

その後、全身麻酔の研究は世界の各国で行なわれるようになり、やがて笑気ガスや、エタノール、クロロホルムなどを用いた、現代の麻酔へ発展していくことになります。

麻酔学は、他の医学同様、日進月歩ですから、さらに技術が進んで、安全な麻酔の方法が確立されていくでしょう。けれども、現時点で「術中覚醒」という現象は、脳の不思議の一つといっていいでしょう。

けなげな婚約者——枕元で絶対に言ってはいけないこと①

患者さんを看取る側となる人たちには、患者さんの枕元での禁句というものがあります。実際に禁句を破ってしまったエピソードをご紹介しましょう。

海山一郎（仮名）さんは、両親が亡くなったあと、川崎の住宅に住んでいました。歳は50代なのですが、糖尿病と肝臓病を患い、独居生活では食事のコントロールもままならない、ということで入院してきました。

独居生活のあいだは、女性が同居し、いずれは結婚するという約束をしていたようですが、まず病気の治療が先決だということで、その婚約者の勧めもあって入院を決断したのです。

50歳そこそこでの長期入院は、精神面でも決して楽なものではありません。彼は入院した当初から落ち着かず、看護師たちの顔を見ると、いつ退院できるか、そればかりを気にしていました。

気になるのは自分の病気だけではなく、2階建てのけっこう広い家に一人で住んでいる婚約者のことも心配のようでした。

その婚約者は毎日のように見舞いに来ます。

最初は４人部屋に入っていたのですが、婚約者から「もし入院が長引くようであれば、多少お金がかかってもいいので個室にしてほしいのです。これからの将来の相談のこともあるので、ぜひそうしていただけませんか？」と申し出てきました。

まもなく個室の空きが出たので、彼は部屋を移りました。看護師たちの評判では、二人はとても仲睦まじく、婚約者は見舞いに来ると２時間くらい部屋にいるのはざらで、どうかすると半日近く病室に残っていて身の回りの世話をしていることもありました。

しかし、そんな仲睦まじく将来を約束している二人にとって、心配なことが起こり始めました。

海山さんの病状が思わしくないのです。私は、このままでは肝性脳症と糖尿病による昏睡が起こってきて、容易ならざる状態に陥るのではないかとみていました。

案の定、入院して１カ月ほど経った頃、彼は一時的な意識障害を起こすようになりました。

血液検査の数値は上昇する一方で、病気はあらゆる治療薬に対して抵抗を示し、悪化の一途をたどり始めました。

「いつも寝てばかりいるようになりましたけど、このまま退院できなくなるのでしょうか？」

婚約者の女性はそう言って、心配そうに私に聞いてきます。

婚約者の女性は40歳そこそこでしょう、とても垢抜けた感じがする人で、顔の化粧なども決してけばけばしくなく、言葉遣いも柔らかく丁寧で、好感の持てる感じがしました。

「もし、このまま入院生活が長引いて退院できなくなると、彼の財産の管理のこともあって厄介なことになるのです。今のうちなら書類など書けますでしょうか」

「いや、いつもあのように眠っているだけではないのです。意識がはっきり明瞭なときもありますから、そういうときなら多少難しい話をしても、十分話し合いができるんじゃないでしょうか」

「ありがとうございます。じゃあ、看護師さんに連絡をとって、一番状態のいいときに、弁護士さんとか司法書士さんを連れてきてもいいでしょうか」

「ええ、そのときはまた相談してみてください。容態をみて、どうするか考えることにいたしましょう」

私の言葉に、彼女は安堵の表情を浮かべていました。

男と女の、危ない会話――枕元で絶対に言ってはいけないこと②

しかし、海山さんの容態はなかなか危険な状態を脱することができません。とても弁護士など連れてきて、難しい話ができるような状態ではないと判断できました。

そんなある日、彼女は年の頃50代半ばの男性を連れてやってきました。面会を求めるときに、師長には知り合いの弁護士と告げたそうです。

そして二人が海山さんの病室に入り、昏々と眠り続けているベッド際で、こんな会話を交わしました。

男「入院する前に遺言書は書かせたの？」

女「それが、書く書くと言っているあいだに入院しちゃったの」

男「それじゃ、あの住宅の名義をあんたに変えるのたいへんじゃないの」

女「でも、婚姻届けが私の手元にあるから、明日にでも役所に行って手続きしてみるわ」

男「うん。急いだほうがいいよ。そうでないと、君の財産にはならないよ。婚姻届けのサインは彼の自筆なの？」

女「もちろんよ。そんなヘマはしないわ。だってこれからの私たちのために、かけがえのない財産ですもの」
男「こうして眠っている様子を見ていると、もう時間の問題かな」
女「ええ、先生もそうおっしゃってるの。もう脳のほうも相当病気で侵されているって言ってたわ」
男「じゃあ、家のほうへはもう戻れないね」
女「たぶん」
男「じゃあ、俺の物も少し運びこむか」
女「そうね。あなたも今のマンション、そろそろ更新でしょう。無駄遣いしないでお金はとっておきましょう。これからのために」
男「うん、わかった。週末にでも引っ越そう」

翌日、奇跡が起きました。
海山さんの意識が戻ったのです。
彼は目が覚めると、ただちに静岡に住んでいる姉に連絡を取るように看護師に頼みました。そして、電話口に出た姉に、家の管理を弁護士にさせるように告げると、婚約者を家から追い出すように指示しました。

なんと海山さんは、彼女と男が病室で話していたことを一部始終聞いていたのです。意識が戻った海山さんは私に、その日聞いた男と女の会話のことをこっそりと教えてくれました。

まさに、術中覚醒と同じ現象が彼の脳で起きていたのでしょう。もう彼女との仲は、その一瞬で終わりました。

連絡を受けた姉はすぐに診療所へ駆けつけてきました。

そしてただちに弁護士事務所に相談に行き、財産の乗っ取りを謀《はか》った男女を家から追い出す手続きに入りました。

その日以来、婚約者は見舞いに姿を現すことはなくなりました。

女と一緒に来た男は、たぶん、彼女にとっては本命の恋人だったのでしょう。

余命いくばくもない状況の海山さんでしたが、重大な事件が起きる直前に眠りの中で真実に気づき、まさに九死に一生を得たのです。

その後、海山さんは大きな病院に移り、それぞれ専門的な治療を受けて回復、両親が遺していった住宅で独居生活に戻りました。

こうした事件を考えてみると、枕元で相続や離婚や、借金などの複雑な話はもちろん、患者さんの悪口なども決して口にしてはいけないことがわかると思います。

人の脳の働きが、いかに驚異的な力を持っているものであるか、あらためて教えてくれた事件でした。

海山さんのケースを反面教師にすると、枕元で患者にかけるべき言葉がみえてきます。

ごく当たり前のことですが、「早く全快してほしい」というような励ましの言葉とか、「また一緒に飲みましょう」、あるいは「一緒に仕事しましょう」というような感謝の言葉を話すのが、患者さんにとっての特効薬となるのです。

眠り続ける脳は、何によって支配されているか

人が眠り続ける話は、小説や童話などの中によく出てきます。

中でも有名なのは、『眠れる森の美女』のお話です。

皆さんは覚えているでしょうか。このロマンチックな童話のお話を検証してみましょう。

ヨーロッパのある国に、子どもに恵まれない王と王妃がいました。長い年月を経て、ようやく女の子を授かりました。そして、そのお祝いに、国に住む13人のうち12人の魔法使いを城に招待しました。魔法使いをもてなすための金の皿が12枚しかなかったため、13人目の魔法使いだけが招待できなかったのです。

ところが、13人目の魔法使いは、自分がのけ者にされたことに怒り狂って、生まれたばかりの王女に、「15歳になったときに死ぬ」という呪いをかけたのです。しかし、招待された12人目の魔女によって、「死ではなく、100年の眠りに落ちる」と呪いは弱められます。

そして、王女は15歳になったとき、魔法の眠りに落ちます。そればかりか城の中の全員が眠りに落ち、城は伸び放題の蔦《つた》が絡まり、人が近づくこともできない状態になってしまいました。この城の中で、王女は昏々と眠り続けました。

通りがかった近くの国の王子がその異様な光景に気づき、住民から城に伝わる伝説を聞き出します。意を決し彼は眠り続ける王女を助け出すべく、城の中に乗り込んで行きました。

そして、眠り続ける美しい王女に口づけをしたところ、王女は100年の眠りから目を覚まし、二人はめでたく結婚する、というお話です。

これは、フランスで生まれた童話ですが、もちろん、たとえば100年が1年になったとしても、食事も摂らずに、ただ昏々と眠り続けることなどできるはずがありません。

しかし、この童話を読んだ世界中の人々は、この現実離れした物語に拍手喝采を送ったわけです。眠りという行為の不可思議さがこの物語の魅力になっているのだと私は考えます。


さて、このように不思議な人間の睡眠を支配しているのは、どんな仕組みによるものなのでしょうか。

睡眠の中枢は、脳の視床下部という部分にあります。この中枢によって、動物の2つの睡眠がコントロールされているのです。

それは、ノンレム睡眠とレム睡眠です。

この2つの睡眠パターンは、鳥類・哺乳類などの動物にみられます。

ノンレム睡眠とは、眠りについてすぐに起こってくる深い睡眠のことで、この時間に起こされてもなかなか目を覚ますことができないほど、無意識の状態に陥ります。このノンレム睡眠は、眠り始めてから約1時間半ほど続きます。

一方、レム睡眠は、ノンレム睡眠に続いて起こる浅い睡眠のことです。時間は30分ほど続きます。このレム睡眠中は、急速眼球運動といって、眠っているにもかかわらず、眼球がピクピクと動きます。ペットの猫や犬を見ていると、この眼球運動を起こしたあと、すぐにまた深い眠りに落ちるのが見受けられます。

また、レム睡眠のあいだには、よく夢を見てうなされることがあります。

人間の場合には、レム睡眠とノンレム睡眠を併せて、2時間の睡眠パターンを4回ほど繰り返して、朝を迎えることになります。

余談になりますが、レム睡眠のときには、男女とも性器の勃起現象が起き、若い男性の場合には、夢の中で射精をする、いわゆる夢精が起こることがあります。朝立ちとか、朝マラといって、男性の場合は朝方、性器の勃起現象がみられるものですが、この朝立ちは、レム睡眠から目を覚ましたときに起こるものなのです。

こうした睡眠に大きな影響を及ぼしているものは、メラトニンです。このホルモンは、脳の松果体《しょうかたい》から分泌されています。松果体は、脳の左右の大脳半球のあいだに位置している視床に挟まれた、小さな分泌器官です。

　ここから分泌されるメラトニンは、光に関して敏感に反応し、朝日が昇ってから14〜16時間経ってから分泌し始め、眠りを維持する働きをしています。このメラトニンが十分に分泌される時間には、人は深い眠りに落ちている、という状態を維持できるということになります。

　まさか、眠り姫の脳で、このメラトニンが100年も働き続けていたとはファンタジーの世界ですが、眠りのおかげで美しいままの姿で最愛の人に巡り会えたなんて、本当に夢のような話ではありませんか。

眠りから覚めてつかんだ、8年越しの愛の記録

『眠れる森の美女』はおとぎ話の世界ですが、こちらは現実に日本で起こった実話です。フジテレビ『アンビリバボー』（2015年4月16日放送）などで報道され、2017年には『8年越しの花嫁』として映画にもなりましたので、知っている方も多いかと思いますが、眠りの不思議さを示す感動的な実話なので、ここに紹介させていただきます。

　恋人同士のM子さんとHさんが、友人の紹介で知り合ってから、2年半ほど経った頃で

した。結婚を決意し、式場の予約までした二人に悲劇が襲いかかります。M子さんが予期せぬ大病を患ったのです。

M子さんが突然、意識障害を起こし、救急搬送されたときには、人工呼吸器を着けなければ命すら危うくなるという状態でした。それ以降、M子さんの意識は戻らず、昏々と眠り続ける状態になってしまったのです。

それから、Hさんの献身的な看病が始まりました。

すでに予約していた結婚式場はそのまま解約せず、延期の手続きを取り、ただひたすらM子さんの意識が戻ることを信じ、病院に毎日駆けつける日々が続きました。

しかし、入院から数カ月経っても、M子さんの意識が回復する様子はみられませんでした。Hさんは病室に行くたびに、何とかしてM子さんの意識を取り戻そうと、手足のマッサージや、耳元でM子さんの好きだった音楽を繰り返し聞かせました。

その後、M子さんは卵巣の腫瘍からくる脳炎を起こしているものと判明し、手術に踏み切ったものの、意識は相変わらず戻る気配はありませんでした。

入院から1年が経った頃、M子さんのお母さんはHさんに向かって、今までの献身的な看病に対して感謝の言葉を述べ、「もうM子のことは諦めて、新しい人生を歩んでほしい」と伝えました。

しかしHさんは、母親の言葉を遮《さえぎ》り、「M子さんの美しい笑顔がもう一度見たいので、このまま看病を続けさせてください」と訴えたのです。

そして、入院してから529日目、M子さんはついに目を開けました。しかし、その目は、動くものを追うことはできても、愛するHさんの顔を見分けることはできないようでした。

さらに3年近くが経過しました。そのあいだもHさんは、仕事の合間を縫って病室に通い詰め、懸命に看病を続けたようです。

そして、ついにその日が来ました。いつものように、手足のマッサージを続けていると、M子さんが突然笑ったのです。今までただ動くものを追いかけていた目が、自分のほうを向いて笑っている。その姿を見たHさんの喜びと驚きは、想像に難くありません。

この経過を見ていた私は、テレビの画面にくぎ付けになり、深い感動を覚えたものでした。同時に人間の生命力の驚異に感嘆しました。そして、「眠り」が持つ不思議な力をあらためて感じたのです。

M子さんは入院から1555日目に退院し、8年前に夢見たバージンロードを二人で歩くために懸命のリハビリテーションに臨みました。

こうして二人は結婚し、その後、赤ちゃんも授かることができ、今も一緒に幸せな生活を送っているのです。

病気や交通外傷などのために、脳に異常が発生し、植物状態になって長い期間入院を余儀なくされるケースもありますが、このM子さんとHさんの話からわかるのは、献身的な看病がいかに病気の回復に役に立つか、そして「寄り添う気持ち」「信じる気持ち」の大切さではないでしょうか。

なぜ若い女性が枕元に立っていたのか?

「眠り」と死に関連した話としては、亡くなった方が枕元に立つ現象が昔から言い伝えられています。

かつて診療所に勤めていた男性の事務員が当直室で寝ているときの話です。

真夜中に枕元で人の気配がしたので目を覚ますと、自分のベッドの枕元の端に若い女性が座っていることに気がつきました。

上下のスーツを着ていて中肉中背、歳の頃は20代の半ばくらいの女性のようでした。顔や髪の様子はよく見えませんでしたが、感じの良い女性であることはわかりました。

そんな状況に陥ると、たいていの人は髪を逆立てて飛び上がるに違いありませんが、彼は度胸の据わった男で、飛び上がるどころか、ずうずうしくもその女性に手を伸ばしてみました。いったい誰だろうという好奇心のほうが強かったようです。

胴のあたりに触れようと右手を伸ばすと、その右手がまるで刃物で野菜を切るように、すーっと女性の体の中に入っていき、左側から右側に抜けていきました。さすがに体を起こそうとしたところ、その瞬間、女性は消えていました。

とにかく日中の勤務で疲れていて、眠くて仕方なかった彼が、もう一度枕に顔をうずめると、今度はベッドの真ん前にスーツ姿のその女性が立っているではありませんか。その女性は首まではしっかりと見えているのに、顔はわかりませんでした。そのうち彼は意識を失って、朝まで眠り込んでしまいました。

私は彼に「それは夢だったのではないか？」と尋ねましたが、間違いなく現実だったと断言します。

同じような現象としては、病に臥《ふ》している親戚や知人が危篤状態に陥ったという知らせを受けてから、ほどなくして玄関の扉が風もないのにひとりでに開いたとか、電話のベルが突然鳴ったので受話器を取り上げてみるとツーツーという音が聞こえるばかりであったとか、仏間のりんが静かな音を立てて鳴ったとかいうようなことがよくいわれます。

一般的には亡くなる寸前の人が、親しかった人々の家を訪ねて歩くという解釈をされるわけです。

また、ごく親しい人や自分を可愛がってくれたおじさんやおばさんが亡くなった時刻に、庭の木陰からニコニコしながら、こちらに向かって手招きをしているという夢を見たという経験がある人もいるようです。

こうした枕元に〝幽霊〟が立つ現象には、立たれた側の人の心の問題が多分にあると私は考えています。

過去に何らかの関係があった人物が亡くなったという話を聞いた際などに、疲れや睡眠不足などが重なって心理状況がその人の幻影を作り出すのかもしれません。

物事を気にかけていて十分な睡眠がとれない、あるいは脳がしっかりと眠りに落ちていない、そして浅い睡眠が連続して続いているという状況の中で、幻覚が発生しやすくなり、心の中に気がかりになっている亡くなる間際の人が幻影として現れやすくなるのです。

古くからいわれる諺《ことわざ》に、「幽霊の正体見たり、枯れ尾花」という言葉がありますが、つまり、巷で囁《ささや》き続けられている幽霊というのは、大半は幽霊を見た人の幻覚症状に基づくものであるのでしょう。

とはいえ、幻聴、幻視などの脳の錯覚だけでは片付けられない場合も現実にあるように思います。

医者ともあろう者が、自分の体験を告白して失笑を買うかもしれませんが、まぁ、お聞きください。

臨終間近の人が当直室のドアを叩いた……!?

私の寝ている当直室は、患者さんたちが寝ている病室の真下にあります。とくに、左側の天井のすぐ上には、重症患者が４人寝ています。

昨今の急速に進んでいる高齢化社会の中で、患者さんの平均年齢は90歳を超えており、末期を迎えた患者さんばかりです。

胸にはモニター、体には点滴などの管をつけ、酸素吸入を受けて、ほとんど眠った状態で過ごしています。

こうした患者さんを毎晩看ているナースステーションの看護師たちの苦労は想像以上で

す。喉に痰《たん》がからんで、1時間置きに吸引をしなければ、たちまち呼吸困難に陥って死亡してしまうこともあるからです。また、40℃の高熱を出して、一晩中、体をクーリングしなければならない状態に陥っている患者さんもいます。

そうかと思うと、末期になると必ずといっていいくらい起きることですが、いくら薬を使っても止まらない不整脈のために、モニターとにらめっこをして監視しなければならない状態に陥っている患者さんもいます。

そういった患者さんを抱えていると、重患室の隣にあるナースステーションの当直看護師から、

「院長、たぶん3時か4時頃が一番危ない状態になると思います。もし、容態が変わった場合にはすぐご連絡しますね」

と連絡があって、私のほうも覚悟して仮眠をとるためにベッドに潜り込むことがあります。

そうした状況で、「トン、トン」とドアを叩く音に、「はーい」と大声で応えて、外に出ると、誰もいないことがよくあります。

眠りに落ちる間際であれば幻聴だと思えるのですが、まだ眠る前、意識のはっきりとし

た状態のときにノックが聞こえ、ベッドから起きだしてドアを開けてみると部屋の外には誰もいないのです。こういうことがあると、患者さんが亡くなる直前に私の部屋のドアを叩きに来たのだと思いたくなります。

こうなると、当直室を出て、トイレに行くこともなんとなく気後れがするものです。じつは、こんなエピソードを思い出すからです。

昔、私を溺愛してくれた母方の祖母から聞いた話です。祖母は私の実家の旅館に泊まった折、夜中に目が覚め、潮騒《しおさい》の音が聞こえる寂しい場所にあるトイレに行ったそうです。当時、トイレには石油ランプの灯が一晩中ともっていました。その炎が風に揺れるのが怖く、とても子どもの私は一人でトイレにも行けません。

祖母が用を足すため、長い廊下の先のトイレのドアを開けると、トイレにしゃがんでいる、すでに亡くなったはずの私の父方の祖母の姿をはっきりと見たと言うのです。

母方の祖母は度胸の据わった人で、「南無阿弥陀仏、南無阿弥陀仏」とお経を唱えながらトイレに入らずにそうっと戸を閉めて戻ってきたというのです。祖母は見間違いなどではなく、たしかにそこにいたと言います。

これをどう捉えたらいいのか……。その記憶がこのいい歳になっても、一人で当直をしているると、ときどき脳裏をよぎるのです。

とにかく、当直室のドアが誰かにノックされる現象に出合ったとき、頼りになるのは2階のナースステーションです。

さらに不思議なことに、そんなときインターホンを鳴らして、患者の状況を聞くと、看護師のほうから「もう間もなく血圧が低下すると思われます」という答えが返ってくることが多いのです。看護師の知らせに、私は身支度をして白衣に袖を通し、患者さんの最期の容態を診るための支度にかかります。

このような現象が本当は何によるものなのか、これはまさに想像の及ばない分野でして、幽霊は眠りと臨終のあいだの住人といえるのかもしれません。

死を受け入れた元学長の耳に遺言書の言葉は届いたか？

本章の最後に、私が経験したエピソードをお伝えします。

夏の暑さもようやく終わりに近づいた頃、私の友人Y医師が経営するY病院を、元学長で同窓会長のA夫妻が訪ねてきました。

そして元学長のA先生は、自分がもう肺がんの末期であり、余命いくばくもないことを告げ、入院させてほしいと頼みました。

Y医師は驚いて、どの程度の進行がんかはわからないけれど、とても元学長の要職にあった人物を、ホスピスのように治療もせずに入院させることだけはできかねる、と夫妻の説得に努めました。

しかし、A先生は頑として耳を貸しません。

「君を信じて私の命を預ける。ともかく手術や化学療法や放射線療法などを受ける気は毛頭ないので、どうしてもここで休ませてほしい」

と頭を下げんばかりに懇願したというのです。

A先生の気持ちに折れて、Y医師は自分の居室としていた応接間を開放し、入院に応じました。しかし検査をしてみると、たしかに病状は末期の状態であり、内科医の彼としては手のつくしようのないことがわかりました。

入院してからは、病状は悪化の一途をたどり、いろんな症状が出始めましたが、A先生は最低限の対症療法以外は薬を口にすることもありませんでした。

A先生が入院して半月ほど経った頃でした。

Y医師から連絡があり、私と地方に住んでいるI医師の2人が、Y病院に呼び出されました。

そして、「すでに意識障害が始まっているが、何かわれわれに話したいことがあるように思う。病気に障らない程度に3人でA先生の気持ちを確かめたいと思う」とY医師は沈痛な表情を浮かべて、われわれ2人を病院に呼んだわけを話しました。

夜の7時頃だったと思います。奥様が付き添っているA先生の病室に3人で顔を出すと、

「おお、来てくれたか。よかった。よかった」

とA先生は、奥様と顔を見合わせて笑みを浮かべました。

「人間の予感というやつは、すごいよね。入院してから、いつ君たちに会えるかと思っていたんだけど、つい先ほど、本当に夢を見たんだよ。覚えてるよ、I君のことは。あれは何年頃だったかね、君の教室の教授選、あれはすごかった。母校出身の助教授と、T大出身の脳卒中で入院中の教授候補が争った教授選挙だよ。結果は脳卒中の候補の勝ちだった。

それには学内外が驚き、新聞沙汰にもなった。それを校舎の屋上から『選挙無効』の垂れ幕を下げて、一夜にして教授選をひっくり返した、あの首謀者は君だろう。君にしかあの馬力はないさ。もう、ドイツ留学は決まったそうじゃないか。私にも経験があるが、ド

イツはいいところだよ。行って来たまえ」

その話にI医師は、気恥ずかしそうに頭をかきながらA先生に笑みを返していました。

「だけどI君、頼みがあるんだ。ドイツに行く前にY先生を助けて、大学や同窓会のために、もうひと働きしてほしいんだ。何をやってほしいか、それはこの3人ならよくわかるはずだよ。

私はかねがね『大学は人なり』と言い続けてきた。いい人材が育たなければ、大学の将来なんかないよ。T大との派閥抗争にも終止符を打たなければならない。そのためにも私がいなくなったあと、立派な同窓会長をそのポストに据えて、卒業生が一致団結してほしい。I君、頼むよ」

A先生は臨終を意識しつつ、母校で続く派閥抗争に胸を痛めていたのです。その言葉に、われわれ3人は深々と頭を下げて、元学長であり恩師でもあるA先生と、固い約束を交わしました。

その夜からひと月ほど経った頃、A先生の容態は急変しました。

Y医師は、これ以上自分の病院で診ることはできない、大学の1期生であり学長まで務め、6000人の卒業生が加入する同窓会の会長を務める恩師には、最後は大学病院で治療を受けさせてあげなければならないと決意し、その夜のうちに母校の大学病院に緊急搬送しました。

私とI医師もすぐ病院に駆けつけましたが、A先生とは会話を交わせる状態ではなく、病室からは苦しそうな声が絶え間なく聞こえてくるだけです。

私は、A先生の奥様から、病室の控室に呼ばれました。

「先日主人の話したことはわかっていただけましたよね。Y先生は人を説得する天才だと、主人は褒めちぎっていました。主人が学長になれたのもY先生のお力があればこそです。また、同窓会が大学の健全化に力を発揮できるようになったのも、あれはY先生の足によるところが大きい、とよく主人は言っていましたよ。それに、I先生の向こう見ずのあの正義感とパワー、あれがなければ大学の経営を正すことはできない、と主人は買っているんです」

そして、私の目をじっと見つめながら、奥様は静かに言いました。

「最後に主人の力を大学のために使ってください。先生たちの思いを遂げるためにも、是非、そうしてください。主人が最後まで気にしていたのは、同窓会長の後任です。後任は、他の大学で名声を博したあの先生しかいません。あの先生を指名するために、主人に代わって私が遺言書を書きます。内容は先生がおっしゃってください」

私は奥様に深々と頭を下げ、日頃から耳にタコができるくらいに、A先生から聞かされていた「大学は人なり」「学閥は解消しなければならない」「入学試験は適正に行なわなければならない」そして、「同窓会長には他の大学で医学部を設置した先輩を指名すること」の4項目を述べました。

その遺言書を、奥様は病室のA先生の枕元で読み上げ、そしてY医師に託しました。

A先生は、その翌日他界しましたが、先生が耳元で聞いたであろう遺言書と、Y医師の人の説得は足だ、という信念が大きな力となり、同窓会長が決まり、大学の改革は一歩前進することになりました。それを見届けるようにして、I医師はドイツへ旅立っていったのです。

まさに眠りと死の狭間にいたA先生の耳に、奥様が読み上げた遺言書の内容が届いていたかどうか、今となってはわかりません。しかし、臨終間際の意識の不思議を思うと、私にはA先生は遺言書の言葉を胸に旅立たれたのではないかと思えてなりません。

第4章 看取りの不思議

――なぜ最期まで家族の呼びかけが必要なのか

臨終に立ち会えなくなった家族の事情

わが国では、家族の一人が病に臥し臨終を迎えるときには、畳の上に横たわる病める人を、多くの家族が囲み、嘆き悲しむ光景が一般的なものでした。

それが今では、病める人がやがて天国へ召されるとき、こうして畳の上から旅立っていく光景はなかなか目にすることができなくなりました。

現在の家屋の構造の影響に加え、核家族化が進み、二世代、三世代の家族が顔を合わせるのは、盆と正月くらいのものになったという時代の中で、大病を患い、臨終間近になると病院や施設に収容され、自宅で最期を家族に看取ってもらうことが難しくなっているのです。

それでもかつては、病院に入院している患者さんが臨終を迎えるときには、親族の人が駆けつけてきて患者さんの手を握り、体をさすり、耳元で名前を呼び続けている光景をよく目にしたものです。

私の診療所でも、個室に入っていていよいよ息を引き取るときが近づいている患者さんを、子ども、孫、兄弟など、7～8人の人が囲んで体中をさすって、温もりが消えていくのを必死に防ぎ、一秒でも長く生きていてほしいと、泣き叫んで患者さんを励ましていることもありました。

それがここ数年は、病室に駆けつける親族も少なくなり、看護師や介護士たちが親族の代わりに枕元で患者を励まし、看取らなければならないことが多くなりました。

しかし、私は臨終の際には親族や友人・知人はできるかぎりその場に立ち会うべきであると考えています。

家族の声は必ず臨終間際の患者に届いている

ところで、臨終を間近にした患者さんの耳元で呼びかける声は、はたして患者さんの心に届いているのでしょうか。

これには、臨死状態から生き返った人の証言が参考になります。

病気や事故で心停止が起こった場合、救急治療によって蘇生した人の約4〜18%に臨死体験が見受けられたという報告があります。

つまり、一度意識を完全に失い、死の淵をさまよった状態から、再び意識が戻った人の5人に1人に近い人が臨死体験を経験しているのです。そうした人たちに聞くと、誰かが耳元で名前を呼びかけてくる声がよく聞こえていた、という記憶を訴える人も少なくありません。

こうした現象から想像すると、臨終直前の患者さんの耳元で家族が最愛の人の名前を呼び、励ましの言葉を囁き続ける声は、天国へ召されるまでのあいだ、ずっと患者さんに聞こえていると思われます。

言葉や音声を聞き分ける脳の聴覚中枢は、側頭葉という部分にあることがわかっています。心臓が完全に停止してから脳は約4分で酸欠状態に陥り、脳細胞は死滅すると考えられてきましたが、臨死体験などから考えると、どうやらこの聴覚中枢の脳細胞は、脳の中でも最後まで生き続けていて働いているのではないかと想像されるようになりました。

臨終にあたっては、肉体的な苦痛と精神的な苦痛がともなうことが十分に考えられますが、そのうちの精神的な苦痛や不安を和らげるために耳元で囁き続けることは、とても有効な〝見送りの技術〟といえるかもしれません。

かつて日本のどこの家庭でも見受けられた、畳の上で横たわる病める家族を取り囲んで、名前を呼びかけたり、話しかけたりすることは、愛する家族が安らかに天国へ召されていくためには、たいへん有効なケアだったのです。

医者が冷や汗をかいた臨終のトラブル

わが国では、「墓地、埋葬等に関する法律」第3条により、「原則として、死体は、死後24時間以内は火葬してはならない」と規定されています。

今は、死亡確認の技術もほぼ確立され、誤診をすることはまずありませんが、まだ医療技術が発達していない時代に、ケガや軽い病気などで仮死状態に陥っている人を死亡したと誤診する事故が起きた例もごくまれにあったようなのです。

巷で伝えられている、こんな話もあります。

ある病院に救急患者が運び込まれてきました。交通事故に遭ったというその患者は病院に到着した時点で、すでに呼吸がなく、脈拍も停止していました。脈をとり瞳孔の散大を確認した医師は、死亡したものと判断しました。棺桶を手配し、病院から運び出そうとしたところ、なんとその車の振動で患者が目を覚まし、棺桶のふたをはねのけて起き上がってきた、というのです。

また、こんな例もあります。

私の先輩が実際に体験した話なのですが、家族がベッドを取り囲んで、患者の容態を見

守っている中で、

「ご臨終です」

と告げて深々と頭を下げて、病室を出たあとで、

「先生、お父さん、息をしてます」

と、家族の大きな声が背中を追ってきて、冷や汗をかいた、というエピソードもあります。

その話を聞いてから、われわれ後輩は、臨終を告げるためには慎重の上にも慎重にならざるをえませんでした。

こうした死の淵から生き返った人の話を聞かされると、患者の家族としては、医師から臨終を告げられても、そう簡単に愛する人の死を認める気にはならないかもしれません。

医学的にどう見ても助からない大病や、あるいは重篤な感染症で亡くなった場合はともかく、つい先ほどまで元気だった家族が急に倒れたり、あるいは交通事故などで救急病院に運ばれたりして亡くなった場合には、付き添っている家族としては、たとえ息を引き取っても、もう一度目を覚ましてくれるのではないか、と思うのが人情です。

昔は、担当の医師に代わって患者を診ることを「代脈」といいました（今ではこの言葉

の代わりに「代診」という言葉が使われています）。

現在では、呼吸や心臓の働きを監視する、いわゆるモニターと呼ばれている「呼吸心拍監視」装置が重篤患者の体につけられていますから、死亡確認を間違えることはなくなりました。

しかし、かつては「代脈」の言葉が示すとおり、脈の完全な停止を確認し、聴診器を胸にあてて呼吸や心臓停止を確かめ、さらに目の瞳孔が散大したことを見て、臨終を告げたものなのです。

一分一秒でも愛する人と長くいたいと思っている家族の気持ちを思って、臨終を告げるのはできるだけ先延ばしにしてあげるのも、医者の仕事のうちです。

臨終のあとも、ご遺族の中には、息を引き取った患者の手をいつまでも握りしめて離さずに、額や頬をなでたり、口元を水を含んだタオルで拭いたり、目頭の涙に指をあてたり、医師にとっても切ない光景を目にすることがよくあります。

そんなときは、ご遺族にかける言葉もなく、そっとしてあげるのが一番と思い、看護にあたっている看護師たちに、目で部屋の外に出るように促し、患者とご遺族の時間をできるだけ作ってあげるように心がけています。

永遠の別れには、よく似合う愛の歌を

私の診療所に入院していたTさんは80代の半ばで、長く一人暮らしをしていた男性でした。とても温厚な方で、口数も少なく、看護師たちに好かれていました。

「昔は、どんな仕事をしていたんですか？」

と看護師の一人が聞くと、

「忘れた」

と、自分の過去のことは、何一つしゃべろうとしません。

「でも、若い頃は女性にモテたでしょう？　すごく優しい顔をしてるもの。ねぇ、そうだったんでしょう？」

と覗き込まれても、何も言わずに、ニコッと笑うだけでした。

Tさんは、糖尿病と重篤な肝臓病を患っていて、入院してからは誤嚥性の肺炎を繰り返すようになって、一日一日を過ごすのがたいへんな状態になってしまいました。

ときどき意識が朦朧とし、眠るような日々が続くようになりました。

そんなある日、Tさんの病室から讃美歌が聞こえてきました。

「いつくしみ深き　友なるイエスは

罪咎《とが》憂いを　取り去りたもう」

その歌声は、1階の私の居室である当直室にまで聞こえてきました。

以前から、Tさんが教会の礼拝で知り合ったという仲間の人から「病室で讃美歌を歌いたい」という申し出があり、「構いません」と伝えてあったのですが、いざ6人ほどの人が合唱している歌声を聴くと、とても心が和みました。

Tさんの耳に届いているのかな、と思いながら聴いていると、もう一曲、讃美歌を歌ったあとに、唱歌である「ふるさと」という歌が聞こえてきました。その歌声につられるようにして、ナースステーションのスタッフたちも一緒に歌っている声が聞こえてきました。

気になった私が当直室を出て、回診を装い、Tさんの部屋を覗くと、Tさんは目を閉じたまま、看護師長や他の看護師たちに手を握られながら、かすかに口を動かしています。きっと一緒に歌っているつもりなのでしょう。彼にとっては、本当に至福のひとときだったかもしれません。

その2日後、Tさんは静かに天に召されていきました。私の耳には、その讃美歌が、Tさんがいなくなったあとにも時折聞こえてくる気がします。そして、おだやかな讃美歌とともに、静かに息を引き取った臨終の光景を思い出すのです。

教会で知り合ったお仲間はじつに見事にTさんを見送ってくださいました。きっとTさんの耳にも、美しいハーモニーを奏でる教会の仲間たちの歌声が意識を失うその瞬間まで届いていたに違いありません。

Tさんはじつに幸せな臨終を迎えられたといっていいでしょう。

惜別の叔母の顔に微笑みが見えた

私は仕事柄、親族を何人もこの診療所で看取ってきましたが、子どもの頃からお世話になり、たくさんの思い出がある叔母が亡くなったときには、さすがに涙をこらえることができませんでした。

私よりも一回り年上の叔母は子どもがおらず、晩年は一人になってしまいましたが、若い頃は文学少女で、音楽ではジャズの好きな素敵な女性でした。

子どもながらに叔母の美貌には惚れ惚れしたもので、手をつないで歩くのが誇らしく、母親のように甘えて若かった叔母をずいぶん困らせたこともありました。

その叔母が脳梗塞を患い、臨終を迎えようとしているとき、私は叔母の部屋にそうっとカセットレコーダーを置き、一晩中音楽を流し続けました。

「湖畔の宿」という歌謡曲を歌っている往年の歌手に、どこか雰囲気が似ていることもあって、叔母にはよく似合う歌だとつねづね思っていたからです。

そのテープに吹き込んだのは、この「湖畔の宿」だけでなく、古い昭和の歌ばかりでした。彼女は音楽に送られるように旅立っていきましたが、まるで眠っているかのように見える叔母の顔は「湖畔の宿」の曲で今にも目を覚まして、にっこりと笑ってくれそうな錯覚さえ覚えました。

今でもラジオの深夜放送などを聴いていてこの曲が流れると、あの若くて溌剌《はつらつ》として、一時、代用教員をして子どもたちに人気があった叔母の姿が、目に浮かんできます。

亡くなった人を囲んで、昔の思い出話をしながら、故人の好きだった曲をかけるということは、亡くなった人だけではなく、遺された人々の心の安らぎにも役に立つと思われます。その音楽を聴くたびに、在りし日の姿を思い出すからです。

はたして臨終を迎える際に流れている音楽がどの程度、亡くなった人の聴覚中枢を刺激しているのかは、まだ完全に解明されてはいません。ただ、この聴覚中枢の他にも、脳には驚くべき生命力が潜んでいるのではないかと考えられる節が多々あります。

脳の中で大脳の下部にある視床や、その下に続く、わずか4グラムほどの重さしかない視床下部と呼ばれている部分は、人間の本能や生理現象の中枢的な働きをしているところで、この部分は聴覚中枢と同様に人が息を引き取っても、少しのあいだ生命を維持し続けると指摘する研究もあります。

そうした脳の働きを考えると、美しい思い出のメロディを患者の耳元で流すことは、天国に召されるまでのこの世との別れを惜しむあいだの至福の時間になるはずで、幸せな送り方の一つといえるでしょう。

驚嘆！　心停止後も精子は72時間生き続けている

さて、人の生命力が死の間際にも驚異的な強さを誇っているという決定的な証拠をお話ししましょう。

それは、精子についてです。

科学的にも、体の中で一番生命力の強いのは、睾丸《こうがん》の中で発育した精子ではないかといわれています。今までの研究データによると、心臓が停止したあと、72～80時間、つまり3～4日は体内で精子が生き続けることがわかっています。これは驚異的な現象といわざるをえません。

先述したように、心停止が起こると脳細胞は約4分で死滅し、その他の人体を構成する約37兆の細胞も次々と死滅してしまいます。

心停止が起こり、血流が途絶えると、体の隅々まで酸素が行き届かなくなり、すべての細胞が酸欠状態に陥りますから、生きていくことはできません。

心臓の不可逆的停止が起こると、まず体中の臓器が活動を停止します。肝臓、腎臓、呼吸器、消化器、それに無論、脳の働きも停止します。その次に起きてくる体の変化は、それらの臓器を形成している組織の死滅です。

次に起こるのは、組織を作っている細胞の死滅です。こうして、生命は完全にその活動を停止してしまいます。

その中で、なんと精子だけは72時間も生き延びるのです。その生命力は驚嘆に値します。

なぜ、精子にそれだけの生命力が存在するのでしょうか。

一つは、精子はまるで人体から独立した生物のような存在として、心臓から酸素が送られてこなくなった酸欠状態に耐えられるのではないか、と想像されます。

もう一つは、精子が住んでいる部屋ともいえる睾丸に秘密があります。睾丸の温度は体温よりも約3度低いのです。つまり、精子は低体温の環境に強いといえます。ですから、心停止が起こり、酸欠が進み、体温の急速な低下が起こっても、精子は生き続けられると考えられるわけです。

ただ、男である私としては、精子の生命力が強いのは、それだけの理由ではないような気がします。

あくまでもこれは私の独断的偏見ですが、男はやはり人類の繁栄のために必死に生きる力を持っているのではないかと自負したくなるのです。

女性の体内の卵子はといえば、精子のような寿命を保つことは不可能です。心停止の影響をもろに受けてしまいますし、それに精子のように人体から独立した形で存在するわけではなく、排卵の時期に卵巣から卵管の中に排出されるため、心停止の影響を卵巣や卵管の中で直接受けてしまうことになります。

生存中の女性の体内では卵巣から卵管に排卵された卵子の寿命は8〜12時間です。その時間を過ぎると、卵子は死滅してしまい、精子と出合っても受精することはできません。

こうして精子と卵子を比べてみると、いかに精子の生命力が強いかがわかります。この事実を知って私は「どうだ、男だってがんばっているんですよ」と胸を張りたい気分になるわけです。

旅立ちの患者を蘇らせる希望の言葉

生存中、睾丸から射精という形で放出された精子が、その目的を達するべく女性の卵管に達するまでには、その生命を維持するために、数多くの化学的物質が協力しています。水分、脂肪球、色素顆粒、類澱粉小体、蛋白質《たんぱくしつ》、果糖、コリン、クエン酸、燐酸、結晶体、上皮白血球などの成分が分析されています。

さらに、精子の発育などに関係しているホルモンとして、テストステロンという男性ホルモンが働いています。テストステロンは、アンドロゲンという男性ホルモンの一種であって、その95％が睾丸から分泌されます。このホルモンこそが、男性の精子の発育のみならず、男性の脳にも働き、男性が男性たるゆえんを演出しているホルモンなのです。これらが総力を結集して精子を作り出し、卵子へと届かせ、生命をつなごうとしているわけです。

入院している男性患者に、「男はこれほどのパワーを持っているのだから、病気になんか負けないでがんばってください」と励ますと、

「先生、それじゃあ俺は死んでも子どもを作れるんだね」

と目を輝かせる人もいます。

その一方で、いくらこんな話をして励ましても、「もう精子のことなんてどうでもいい。それより早くこのお腹の痛みを取って楽にしてくれ」と顔を歪《ゆが》めるだけの患者もいます。

そういう患者さんに対しては、私の作ったとっておきの格言を言って聞かせることにしています。

「虎は死して皮を留《とど》め、男は死して子種を残す」

虎という言葉を耳にして、患者の中には一瞬驚いた顔をして私を見つめる人もいます。

「そうだよ。男は虎以上に強いんだよ。ちょっとやそっとじゃ、病気になんか負けないよ。だから、がんばろう。さぁ、元気になったら嫁をもらおう。そうして、また子ども作ろうか」

さすがに嫁や子どもという言葉を耳にすると、患者の顔の表情に生気が蘇ることもあります。人が病気に立ち向かうためには、生きる希望が必要なのです。

無論、こんな格言はありません。元々の格言は、

「虎は死して皮を留め、人は死して名を残す」

です。

しかし、この私流の格言に患者が男であることを自覚してくれると、少しでも生気を取り戻してくれるのではないかと思い、大いに活用しています。

人の体と心は決して消え去りはしない

アメリカの国勢調査局と国連データからの推計によると、この地球上には今、約76億人が住んでいるといわれます。人類は、今後もますます繁栄し、増え続けるかもしれません。

この太陽系の他の星には存在しない知的生命体は、73億人が一人一人違う個性を持っている素晴らしい生き物なのです。

よくこの世の中に自分と似た人が一人や二人いるものだといわれますが、決して同じ人はおりません。一卵性双生児の赤ちゃんは区別がつかないほどよく似ているといわれますが、双子であっても顔形はともかくとして、性格までまったく同じということはないものです。たとえば、双子の人が離れた環境で別々に育てられたとすると、その環境の影響を強く受けて、性格なども大きく違ってくることはよく知られています。

つまり、人間は衣食住、あるいは教育などの生まれてからの環境によって、体格も人格も大きく支配されると考えなければなりません。

さて、この素晴らしい知的生命体ですが、体を構成している元素を調べてみると、意外なことがわかります。

人体の60・3%は水素であり、次は酸素が25%を占めています。以下、他の元素を調べてみますと、炭素、窒素、カルシウム、リン、カリウム、イオウ、ナトリウム、塩素、マグネシウム、ヨウ素、フッ素、鉄、銅、亜鉛、マンガン、ケイ素、アルミニウムなどがあります。

こうした元素の構成から考えてみると、体の60〜70%は水分であり、残りは骨や筋肉、臓器などを構成している組織の物質から成り立っています。

人体が臨終を迎えて荼毘《だび》に付されると、水分は蒸発し、他の成分も灰と化してしまいます。

でも、人体は消えてしまうわけではありません。よく「土に還《かえ》る」といわれますが、水が分解して発生する酸素や水素は空中に拡散され、灰はいずれ大地に戻ることになります。こうして空中や土に戻された元素は決して消えてしまうことはなく、また新しい知的生命体を構成する成分として、動植物を介しながら利用されていることを知るのです。

墓地に咲く桜が、桜の中でも一番美しい理由

お寺の境内や墓地に咲く桜の花は、町の街路樹として咲き誇る桜に比べると、はるかに美しいと、よくいわれます。とくに墓地の周りに咲いている桜は、色鮮やかで、その花の色は一番美しいともいわれます。

「あぁ、あれは墓地に眠る人の骨を吸収するから、美しいのだよ」などと言う人がいます。

年配の患者さんの中には、「私は生まれ変わったら桜の木になって、美しい花を咲かせたい」と言う人もいます。

近頃は亡くなったあと、お墓に入らずに、散骨といって海や山などに自分の骨を撒いてほしいという人もいるようですが、中でも、桜の木の周りに骨を埋めてほしい、あるいは散骨をしてほしい、という希望が多いとも聞きます。

ある地方などでは、火葬された遺骨は骨壺には入れないで、お墓の中にじかに他の先祖の方々の骨と一緒に入れてしまうところもあるようです。

そうすると、その骨はやがて文字どおり、土に還っていくことになります。

墓地に埋められた骨の成分はさまざまなミネラルや微量元素を含み、桜の木のみならず、他の植物の生育にも貢献しています。

あの桜の花びらの鮮やかな色は、アントシアニンという色素が醸し出しているものです。この色素はフェノールという物質が集まってできたポリフェノールの一種で、植物の重要な成分の一つです。骨の成分が花の美しい色合いを生み出すために役立っているのかどうかはまだ科学的に証明はされていませんが、たとえ科学的に完全に解明されていないとしても、土に還った生物の元素が、こうした成分の元になっていると考えても不自然ではありません。

東京では都心にある青山霊園の桜が有名です。霊園の真ん中を走っている道が、桜のシーズンになると、両脇から伸びている桜の枝で見事な花のトンネルを形作り、素晴らしい光景を演出しています。

青山霊園の敷地に点在する墓のあたりでは、若者が集い、ギターをひいている姿を見かけることもよくあります。

そんな光景を見ていると、私は墓に眠る人々は桜を愛で、若者の歌を聴き、あの世で幸せな第二の人生を送っているに違いないと思えるのです。

土に還った有機物の成分は、植物や小さな動物の生命を育むために活用されるでしょうし、空中に煙として立ち上る酸素は、地球上の生命体を守るための貴重な元素となっているはずです。

こう考えてくると、一度この世に生まれた人間は、決してこの世から消えることはないともいえます。人間はそれほど地球にとっても貴重な生命体であると認識しなければなりません。

それと同時に、人間が亡くなる際に、その最期を看取ってあげることの重要性も再認識しなければなりません。

一度きりの人生を精一杯生ききった最期を、たくさんの人たちで送ってあげていただきたいものです。

人は自然の摂理に支配されて、生かされている

われわれの人体がさまざまな元素から構成されているとおり、人間の一生は自然の摂理にしたがって支配されていて、誰もその法則から抜け出すことはできません。

アメリカの諺に、

「自然は最良の医師である（Nature is the best physician.）」

という言葉があります。

つまり自然は、われわれ人類が病めるとき、その命を守り育むためにあらゆる手を施し、救いの手を差し伸べてくれる最高の医師としての働きをしている、という意味です。

たとえば、われわれが病気になったとき、病を癒してくれる薬の多くは自然界の恵みによって生まれています。

例を挙げてみますと、抗生剤として知られるペニシリン、狭心症の特効薬として今でも用いられているニトログリセリン、うっ血性心不全の特効薬として知られるジギタリス、近年になってインフルエンザの特効薬として発見されたタミフル、人や牛の胎盤から抽出した潰瘍治療薬の胎盤エキス、ケシの花から抽出されたモルヒネなどは、すべて自然から生み出され、現在も広く医師の手によって患者さんに投与されている医薬品です。

この他にも、グリチルリチン、ストレプトマイシン、エタノール、アスピリン、インターフェロンなど、枚挙にいとまがないほどです。

こうした自然の恩恵に浴しながら、人類は生かされてきたのです。

反対に、自然は時折われわれに災害という試練を与えます。そのために人類は悲劇に襲われ、大きな悲しみのために嘆き苦しむこともあります。

つまり、命は自然によって支配されつつも、自然によって生かされていると考えるべきなのです。

宇宙の死、そして人間の死の、いかに偉大なことか！

科学の進歩とともに人間の寿命は延び続け、いよいよ100年を超えました。縄文時代には、わが国の平均寿命はわずか14〜15年しかなかったと推測されていますから、100歳というのはたいへんなことです。とはいえ、太陽や地球の歴史に比べると、人間の100年ばかりの寿命は、じつに儚いものともいえます。

地球の歴史はすでに40億年を超え、人類が誕生したのはわずか700万年前だと推定されています。

煌々《こうこう》と燃え続ける太陽は現在、水素が核融合して真っ赤に輝いていますが、いずれこの水素が燃え尽きると次は核の部分のヘリウムが燃え始め、すべてが燃え尽きるまで50億年ほどではないかと推測されています。

太陽系から一番近いところにある恒星「プロキシマ・ケンタウリ」は、地球から約4・2光年離れています。光年というのは、1秒間に地球を7回り半も回ることができる光の速さで1年ということですから、4・2光年は気の遠くなるほどの距離です。

どんなに科学が進歩しても、人類が太陽系を脱出して、他の住んでいけそうな惑星に移り住むことはできそうにありません。

そして、太陽の寿命があと50億年というと気の遠くなるほどの時間と思うかもしれませんが、宇宙全体の歴史から考えると、また太陽の寿命も儚いものといわざるをえません。

このように、すべての自然もまた生き物であって、いずれわれわれと同じように命が尽きて消えていく物体なのです。

一方で、人類と宇宙の関係を考察してみますと、わずか有史700年のあいだに宇宙の生い立ちや構造について次々と解明してきた人類の脳の力は驚嘆に値すべきものです。たかだか1・5キロほどしかない脳が、銀河系の片隅でひっそりと息づいている太陽系という小さな存在から、遥かに想像を超えた広大な宇宙の広がりまで推測するほどの能力を備えているのです。儚い人間が、偉大だというゆえんでもあります。

寿命が尽きるという点では、太陽や星の世界も、そこに生かされている人類もまったく同じ宿命を担っているわけです。

そして、一人ひとりの人間たちもまた、大宇宙に存在する太陽と同じく、一度死んでしまえば、二度と同じ姿に蘇らない宿命にあります。

一人ひとりが永遠の別れの旅立ちを迎えたときには、やはりその尊厳に敬意を表し、丁重に天国へ送り出してあげるべきなのです。

第5章　死相の不思議

——臨終が近づくとなぜ顔に現れるのか

「ヒポクラテス顔貌」とは旅立ちの決定的な死相である

患者さんは死の直前になると、顔に特徴的な表情や変化が現れるものです。

長年、重症患者を診てきて、臨終に立ち会ってきた医師や看護師であれば、その顔貌の変化を見て、死が間近に迫っていることに気づくものです。

患者さんは、そういう場合にはほとんどの人が意識を失いかけていますから、健康な人に比べて生き生きとした表情を保つことはできなくなります。

その表情の変化が極端に現れるのが目です。死が近づくと目の輝きは徐々に失われ、目を開けていてもはたして周囲の様子がわかっているのかいないのか、判断しかねることも多くなります。

長いあいだの闘病生活によって、栄養状態が低下していることもあって、顔の頬はくぼみ、皮膚には張りがなく、鼻も肉が落ちてとがってくるようになります。

こうした顔貌を「ヒポクラテス顔貌」といいます。

ヒポクラテスは、古代ギリシアの医師で、エーゲ海に面したコス島で紀元前460年頃生まれたといわれています。今から約2450年前に医師として名を馳せ、「医学の父」

または「医聖」と呼ばれるようになった、医学に対してたいへん貢献度の高い人物でもあります。

彼が遺した書物の中に記されている「ヒポクラテスの誓い」は、今でもヨーロッパの各国の医科大学の卒業式で医学生が声を揃えて朗読する、という光景が見られるようです。

このヒポクラテスの遺した数多くの言葉の中で、とくに有名なのは、

「人生は短く、術のみちは長い。機会は逸し易く、試みは失敗すること多く、判断は難しい」

この言葉の意味は、医学の道とはいかに研鑽《けんさん》を積むことが難しく、長い修業を要するかという、医学へ携わる者への警告の言葉でもあります。

ヒポクラテス顔貌は、この名高い彼の名にちなんで、患者さんの臨終に立ち会う後世の医師たちに対して、患者の死期を教示するために示されたものといわれています。

いずれにしても、こうしたヒポクラテス顔貌に陥ると、患者さんの命が天に召されていくのは時間の問題になることが少なくないのです。

内科学に見られる多彩な顔貌診断

その他、内科診断学では患者さんの顔貌の見方として、数多くの症例を挙げています。たとえば、苦悶状顔貌、無欲状顔貌、仮面様顔貌、バセドウ顔貌、破傷風顔貌、腹性顔貌、肝性顔貌、筋無力症顔貌など、病的な顔貌の見方が示されていますが、医師は長年の経験から、これらの顔貌を区別できるようにしているものなのです。

この中でも、臨床医がふだん病気の経過を診るうえで、とくに大切にしている顔貌の見方を説明してみます。

①肝性顔貌

肝臓疾患が進行し、肝硬変の末期になりますと、さまざまな症状が現れてくるようになります。中でもよくみられる体の変化は、黄疸《おうだん》が目や顔、あるいは時によっては全身に現れて、体中が黄色く染まるようになることです。これは、肝臓疾患によって臨終を間近にした場合には、必ずといってよいほどみられる症状でもあります。

その他、肝性脳症といって血中アンモニアが増加してくると、意識障害を起こし昏睡状態に陥ってしまうこともあります。

もう一つ、医師が注目しているのは、「羽ばたき震戦《しんせん》」です。これは、ちょうど鳥が羽ばたくように、両手両腕が小刻みに震えて止まらない、という状態に陥ることです。

こうした病気の症状に、おそらく古代ギリシア、ヒポクラテスの頃から医師たちは気がついていて、病気の診断に用いていたものと思われます。

②苦悶状顔貌

症状が悪化して、その苦痛のために患者さんが顔を歪めて、いかにも苦しそうな表情を呈することがあります。当然、こうした表情を発見すると、少しでも苦痛を和らげるために対症的な療法をしなければなりません。投薬をする、点滴や注射をする、その他外科的な治療をする場合もあるでしょう。

しかし、この苦悶の表情には注意しなければならないことがあります。それは決して多くはないものの、「詐病《さびょう》」（仮病ともいわれます）です。患者さんの中には、作為的に苦しそうな表情を示す人もいるのです。

腹痛を訴えてきて診察室に入るやいなや、ベッドに転がるようにしてお腹を押さえて倒れ込む患者が稀にいるものですが、麻薬の常習犯で、麻薬もしくは非麻薬性の鎮痛剤の注射を打ってほしいための行為であることもあります。われわれ臨床医はこうしたことにも気をつけなければならないのです。

こうした詐病なのか、それとも本当の病気なのかを判断する一つの手段として、医師は患者の額に手を当ててみます。

本当の苦痛の場合には、しばしば額に冷や汗をかいていることが多く、それが一つの目安になります。これも先輩たちが経験から生み出した、今に伝わる診断法の一つでしょう。

③仮面様顔貌

これは、仮面のような無表情な顔貌のことです。その原因としては、顔面の筋肉の硬直と運動の繰り返しのために表情が乏しくなり、まるで能を舞うときに顔につける能面のような顔貌になることをいいます。

うつ病などの精神疾患でよくみられる顔貌であり、長患いの患者さんが重篤な状態に陥ったときには、うつ状態になることが多く、それにともなってこうした顔貌が現れます。

また、パーキンソン病の進行した状態でも現れることがあり、今では投薬で防げるようになっていますが、注意しなければならない表情の一つです。

東洋式医学的人相診断

続いて、東洋式の人相術をご紹介します。それは、顔のホウレイという部分による、病状の診断のための人相術です。

ホウレイとは小鼻から唇の両端の口角のあたりに向かって、頰を走っている深い溝のことです。これは解剖学的に「鼻唇溝《びしんこう》」ともいいますが、中国から伝わった「ホウレイ」という言葉も医学ではよく使われています。

このホウレイは男性では両方の頬にはっきりと見受けられますが、女性ではまったくないか、あるいはあっても男性ほど深くはなく、薄い状態の線のようなものが見えるだけのことも多いものです。

古来、健康な男性の場合は、この鼻唇溝がはっきりと見えて、しかも左右の鼻唇溝と鼻唇溝の間の面積が広くて大きく、唇が厚く、顔を見ただけでたくましく見えるのが正常といわれています。とくに、拳が口に入るくらいの大きさである顔をしている場合、中国では大将の器と呼ばれ、男性としては出世の相でもあります。

さて、このホウレイですが、大病を患い闘病生活が長くなってきて、栄養状態が落ちた場合には、頬がこけて口角のほうにだんだん近づいてくる傾向があります。もう少しわかりやすく説明しますと、頬の肉がやせこけてしまうので、頬の線が唇に近づいてきます。こうなると、たいへん貧相な、しかも病的な顔に見えてくるのです。

こういう状態に陥ると病気の経過は決して良くなく、とくにがんの末期の患者さんを診ている場合には、回復の見込みが薄いのではないかと医師や医療スタッフは顔を曇らせるものです。

一方、女性の場合には、男性ほど頬の筋肉は厚くないので、通常はホウレイは見えません。それに男性のように両頬に深い溝を作っている女性の顔は決して美しくは見えず、化粧するうえでもこの線に苦労するといいます。

しかし、がんなどの悪性の疾患があり、顔がやせてくると、ふだん顔には現れていない、このホウレイの線が頬にくっきりと現れるようになってきます。これは顔だけではなくて、全身が羸痩《るいそう》（やせすぎ）の状態に陥ったことを示す証拠でもあり、長患いの女性の患者さんがこうした顔貌に変化すると、死期が近づいていることを医師は予感します。

現在では、美容医学によって女性のホウレイ線を消す治療も行なわれるようになっています。もちろん、いくら顔を治しても全身状態が悪いのでは、どうにもなりません。本質的には、根本的な病気の治療をして体力の回復をはかるべきです。

中国式・男と女の寿命を占う人相術

もう一つ、顔による健康診断をご紹介いたします。

これは中国で7世紀頃に活躍した、真言宗の僧侶である一行《いっこう》禅師が考案したものと伝えられている人相術です。

これには、「逆人形法」と「小人形法」があります。

「逆人形法」は、女性の体や心について占う人形術であり、「小人形法」は、男性の診断に使われます。まず、男性の「小人形法」からご紹介しましょう。

【男性の「小人形法」】

この人相診断では、男性の顔に両手両足を広げた人形を重ねます。そうすると、人形の頭の部分が額のあたり、つまり前頭葉がある部分にきます。広げた両手は眉になります。鼻は下腹部の陰茎にあたります。そして広げた両足がホウレイを示すことになります。

こうした人形を当てた顔相で健康状態を判断しようという、一風変わった占いなのです。

つまり、人形の頭の部分が位置する額が大きい人は、頭脳明晰で記憶力も抜群で切れ者である、ということになります。人形の両手が位置する眉が太い人は迫力があり、説得力があるとみなします。人形の胴体は鼻筋に該当し、人形の睾丸部分が小鼻にあたります。ですから、小鼻が大きければ男性器も立派なものだといわれるのです。そして人形の足がホウレイに該当し、ここが深く左右に大きく広がっている場合には、すでに説明したように大将の器であるとします。

【女性の「逆人形法」】

女性の場合の「逆人形法」は、男性の逆、つまり顔に逆立ちをした人形の絵を当てている状態を想像してください。この人形が逆立ちした状態で、女性の現在の体の状態や心理状態を判断するのです。

人形の頭が唇にあたりますが、人相学では、唇に華やかな印象があり口角がウサギのように上向きで唇の縦じわが多く肉付きがよい女性は、頭脳明晰で性格が良く、将来の伴侶としては申し分のない女性だとされます。

また人形の両足は顔の眉の部分にあたります。額が富士額で、眉もきれいで美しい顔の女性は、性器が非常に素晴らしいということになります。人形の胸が顔の小鼻に該当し、小鼻が肉付きがよく発達している場合には、乳房が豊かとみます。

鼻と唇のあいだの溝を解剖学では「人中《じんちゅう》」と呼びますが、この部分が人形の首にあたります。そして、ホウレイには人形の両腕が該当します。

すでに説明したとおり、これが病的な顔となると様相は一変します。まずホウレイが深々と現れるようになり、顔の人中にあたる人形の首の、とくにあの女性特有のうなじの美しさは失われ、見る影もなくなります。

もっとも臨床医は、いちいち人の顔に人形を描いて診断しているわけではありませんが、この中国式人相術は外見から患者さんの末期の状態を判断するうえで、少なからず役立っているものです。

現代医学でわかる臨終の予兆

患者さんの状態が世間でよくいわれている「危篤状態」に陥ると、急に口数が少なくなり、また「見当識《けんとうしき》」といわれている、時間や場所や自らの社会的立場などの判断がなかなかつきにくくなります。

この「見当識」は、英語で「オリエンテーション」ともいい、病気の予後を判定するために使われている診断法の一つでもあります。

とくに、脳に疾患があって手術などを受けたあと、よく一時的な認知症に陥ることがありますが、その場合には見当識も失われます。したがって手術のあとは、リハビリテーション（理学療法、作業療法、言語療法）などを行なって回復をはかることになり、その治療の効果を判定するためにも「見当識」が重要な指標になっているわけです。

オリエンテーションの異常は、主として記憶力を司っている大脳の中でも前頭葉という部分に何か変化がある場合に起こることが多いものです。

人の記憶や判断力、知識の統合や分析を行なっているのがこの前頭葉という部分です。つまり、人間が人間たるゆえんの理性の座が存在するこの部分に病の影響が及ぶと、人の心も体の働きも一気に生気を失うことになります。

したがって、病気の経過を診るときには、患者さんが辻褄《つじつま》の合う話ができるか、現在自分が置かれている環境を十分に認識しているか、人とのコミュニケーションを十分にとれているか、また感情の安定が保たれているか、ということを観察していくことによって、臨終が近づいているかどうかを見抜くことができるものなのです。

声が消えるとき、命も消える

病状がターミナルステージに入ると、顔貌のみならず、さまざまな器官に影響が出ます。その一つが声です。患者さんの声が極端に出なくなることがあるのです。そういう状態に陥ると、なかなか回復の見込みが望めなくなることが多いのです。

一年ほど前の晩秋を迎えた寒い夜でした。

私が診療所で当直をしている夜、郷里の叔父の家族から突然の電話があり、叔父の急病を告げられました。これから緊急搬送して札幌の病院に移すが、どうもお腹に大きな病気を抱えているのではないか、という話でした。

私はその知らせに衝撃を受けました。叔父は私より一回りほど歳が上で、私がまだ郷里にいる頃、実家の旅館で同居して暮らしていた、まるで年の離れた兄のような存在だったからです。

叔父は多彩な才能の持ち主で、若いときからギターの名手として知られ、その他にも書道、絵画、作詞、大正琴など、その趣味は多岐にわたり、私に最初にマンドリンの手ほどきをして、音楽の楽しさを教えてくれたのも叔父でした。

叔父は北海道の知床半島の羅臼町役場で助役を長らく務め、その間には『地の果てに生きるもの』の映画の撮影がご縁で、森繁久彌さんとの交流が始まり、森繁さんがお亡くなりになるまで親交がありました。とくに、撮影が終わって森繁さんが港に近い旅館の前に村人を集め、前の晩に寝ずに作ったといわれる「さらばラウスよ」(後に「知床旅情」と題名を変えました)の出来立てほやほやの巻紙に書いた歌詞を全員で合唱した光景は、今も語り草になっています。

私が医者になってからは、郷里に帰って親元で開業しようかどうかと迷っているときに、「田舎侍になってはいけない」と東京での開業を強く勧めてくれて、地元での開業を願う父親を説得してくれました。また開業してからも物心両面にわたって支援してくれた、私にとっては恩人の中の恩人といえる人でした。

叔父に言えなかった「ありがとう」の言葉

ほどなくして札幌にある、名医のいる病院に移って手術をしましたが、すでに病変は回復困難な状態にまで進行しており、主治医からは余命3カ月という宣告を受けました。

叔父が亡くなるひと月ほど前でした。家族から、まったく声が出なくなったと連絡がありました。家族の人に、叔父の耳元に受話器を押し付けて持ってもらうようにお願いし、私が一方的にお見舞いの言葉を話すことになりました。

しかし、どうしても「今まで本当にありがとう」という気持ちを伝えることができず、溢れだす涙をこらえるのに必死でした。

もし、医師の私が「今までありがとう」などと口にしたら、叔父はまもなく自分が臨終を迎えることに勘づくに違いありません。ただただ、

「頑張ってください。大丈夫、日本でも指折りの〝神の手〟が診ているんですから、また病気を治して羅臼に帰れますよ」

そう言うのが、精一杯でした。

叔父は、咳一つせずに黙って私の声を聞き、うなずいているようでした。

まだ若かった頃、知床の6カ月も続く長い冬の夜、叔父を中心として若者が集い、音楽に熱中していた姿が、走馬灯のように私の頭の中を駆け巡りました。そしてお正月に開かれる青年団の音楽会などで、「夢淡き東京」や「悲しき竹笛」、それに「帰り船」や「湯の町エレジー」などの昭和の古き良き時代の歌を披露して、舞台の上で得意然としていた叔

父の姿が、昨日のことのように思い出されました。

叔父は最後まで意識ははっきりしていたそうですが、病状が重くなるにつれ、声はまったく発せなくなってしまいました。

人体は肺の空気が声帯を震わせて音を作り、声を発することができるようになっていますが、呼吸器の機能が低下し、横隔膜の力が弱まったりすると、ほとんど声が出なくなってしまうのです。

患者さんの容態を診ていて、まったく話せなくなったときには、もう時間がない、と医者も他のスタッフも焦るものです。

言葉は言霊ともいわれ、人間だけに与えられている「魂」でもあります。命の灯が消えかかっているときには言霊も失われていくということなのかもしれません。

数多くの臨終を看取っていて、声の出なくなった患者さんに接すると、お話ができる状態のときに、今までの人生でお付き合いがあった人たちと一人でも多く会わせて、話をさせてあげておけばよかったと、私も医療スタッフも思うものです。

人間の生命とともに言霊も失われてしまうと覚悟すれば、家族や友人たちとの何気ない会話もじつに大切な人生のシーンだという見方ができるでしょう。

そして、死を目前にしても、話ができるうちはできるだけいろいろな思いを話してもらい、また家族や友人の方々にはその思いを聞き取ってほしいと願っています。それが臨終に立ち会う人の大切な役目の一つでもあるからです。

第6章　三途の川の不思議

――なぜ幸せな臨終と不幸な臨終の差が付くのか

家族との永遠の愛と絆を確かめておこう

入院してきた患者さんを見ていて、一番困ることは、患者さんと家族の関係がギクシャクとしていることです。

入院する場合には、必ずどこの病院でも身元保証人（「キーパーソン」と呼ばれます）を立ててもらうのですが、近頃は、その身元保証人になる人を特定するのにもひと悶着が起きて、なかなか決まらないことが多くなってきています。

実のお子さんの中には、しぶしぶ身元保証人を引き受けながらも、

「父が元気な頃は、どれだけ苦労させられたかわからない。次から次へと押しかけてくる借金取りのために、家族の生活はボロボロなんです。正直言って、父の顔も見たくありません。ですから、キーパーソンといっても連絡は緊急時だけにしてください。会社には電話しないでください。私の妻や子どもにも連絡しないでください」

と訴えて、携帯電話の番号さえ教えようとしない人もいます。

しかもそれが一人や二人ではなく、かなりの数にのぼるのです。

芥川龍之介の残した「人生の悲劇の第一幕は、親子となったことに始まっている」とい

う切ない言葉があります。現代の親子関係を見ていると、この言葉が身に染みてきます。実の子どもが、どうしても身元引受人になるのが嫌だと断わるので、仕方なく孫や甥にお願いすることも稀ではなくなりました。

甥の中には、

「私は、おじさんの顔を15年前に見たきりなんです。親戚であることは確かですけれども、身元保証人にまでさせられるのは、納得できません。できたら、早く生活保護を受けてもらって、入院費の負担や精神的な負担から解放してもらうことはできないでしょうか？」

と困り果てた顔で訴えながら、しぶしぶと連帯保証人の欄に印鑑を押す人もいます。

こうした生前のトラブルがあると、必ずと言っていいくらい、患者さんが亡くなったあとで揉め事が起こります。

ですから、たとえ生前に家族間でどのようなトラブルがあったにしろ、臨終を間近に控えて入院しなければならなくなった場合には、もう一度家族の絆を結びなおしておきたいものです。私からすれば、これは患者さん自身はもちろん、見送る側にとっても義務のようなものなのです。

親子の絆という点で、私には忘れられないあるエピソードがあります。

40年ぶりに再会した〝親子〟は絆を取り戻せただろうか

Nさんは独居老人でした。川崎市内のアパートで脳梗塞の発作を起こして倒れ、緊急の処置もされないままで、発見されたときにはすでに時間が経っていたため、左半身に麻痺が残り、当院に入院したときには寝たきりの状態になっていました。

梗塞は脳の前頭葉や側頭葉に広がっており、その影響もあって記憶障害があり、視力や聴力もかなり落ちていました。それでも、スタッフが顔を近づけて話しかけると、昔のことを多少は思い出すのか、ぼそぼそとしゃべることもありました。

娘さんが一人いることは、入院後、看護師たちに漏らしていたようですが、その娘さんは入院して半年のあいだ、一度も顔を見せたことがありません。

「周りの患者さんのところに、ときどき親族や知人がお見舞いに来るのを見ていて、自分もそんな親族がいればいいのにという願望が、Nさんに『自分にも娘がいる』と言わせているんでしょうね」

師長はNさんの嘘を見抜いていました。

生活保護で入院してきているNさんは、入院費やお金のことでは何も心配することはないのですが、やはり一人も見舞客が来ないということは寂しかったのでしょう。

寝たきりの患者さんは、とかく肺炎を起こしがちなので、余病が発生しないように注意深く観察しながら看ていて、なんとか小康状態を保っていました。

それから半年ほど経った頃でした。突然、Nさんに見舞客が訪れたのです。歳の頃は40代の半ばで、背のすらっとした背広のよく似合う、一見会社勤めをしている人のように見えました。

彼はナースステーションで身元を尋ねられると、「息子です」とはっきりとした声で告げました。

それにはナースステーションに居合わせたスタッフは、みな驚きました。今まで何度尋ねても、娘が一人いると答えるだけで、他に家族がいるなどと話したことはなかったからです。

「あの……失礼ですが、本当に息子さんなんでしょうか？」

対応した看護主任が訝《いぶか》しそうな表情を浮かべて尋ねると、

「はい。Nの息子の伸一と申します」

もう一度よく通る明るい声で、彼は答えました。

さっそく主任は彼を病室に案内しました。

「息子さんが見えましたよ。よかったわね。今ここにいるのわかりますか？」と、主任が腰をかがめてNさんの顔を覗き込むと、ほとんど無表情で、息子と名乗る男性のほうを見ようともしません。病室には一瞬、気まずい空気が流れました。

「どうしたの。息子さんが見えたのよ」

もう一度主任が話しかけると、Nさんの顔が少し見舞客のほうへ動きました。

「お父さん」

息子さんが感極まった顔で枕元に近寄り、父親に顔を寄せました。

しかし、Nさんの目は閉じたままです。

「お父さん、伸一ですよ。目を開けてください。ぼく、伸一です。覚えているでしょう」

彼は手を握り締め、体を揺するようにして必死に呼びかけます。そこへ師長が駆けつけてきました。

「あの……こんなふうな容態が続いているんです。あまり驚かせると体に障りますから、少し時間をかけて話しかけるようにしましょう」

その師長の言葉に、息子さんはハンカチを目頭に当てながらベッド際を離れ、師長と一緒に廊下に出ました。

息子さんはしばらくして自分のことが思い出せない父親の姿に諦めきれない様子で再び病室に戻ってベッド際に立ちましたが、Nさんは目を開けようとしません。彼は、ナースステーションの前の長椅子に体を投げ出すようにして座り込み、落胆の表情を浮かべています。

それからしばらくして、彼を慰めている主任と師長に対して、息子さんは真実を語り始めました。

それによると、彼が父と呼んでいるNさんは、義理の父親だったのです。

臨終間際にようやく蘇った親子の記憶と愛

彼が5歳のとき、母親が再婚した相手こそNさんでした。そして、Nさんは、実の子ども以上にたいへんに可愛がってくれて、彼は何一つ不自由なく暮らすことができたそうなのです。

しかし、実の母親と義理の父であるNさんとのあいだにどんな事情があったのかわからないものの、再婚して2年ほどすると、もう義理の父とは会えない関係になってしまいます。彼の母は再び離婚して義理の父のもとを去ったのです。

それから40年近くの歳月が流れましたが、彼はやさしく接してくれた義理の父親のことは忘れることができなかったと言います。

母親はその後も別の男性と再婚を繰り返しましたが、彼はどの再婚相手とも合わず、最後は家を飛び出して一人で生活をすることになったといいます。

自分を可愛がってくれた義理の父親に会いたい。もう高齢だと思うけれども、元気なうちに今度は自分のほうで父親の面倒を見てあげたい。そう思うと居ても立ってもいられず、父親の居場所を探し回ったそうです。

本籍の土地や、昔住んでいた住所のあたりを探しているうちに、Nさんが脳梗塞で倒れ病院に運ばれたことを知ったというのです。すぐに役所関係を当たり生活保護を受けていることを突き止めて、うちの診療所にたどり着いた、ということでした。

「私も一人暮らしで生活していくのがやっとですから、とても父を引き取って世話をすることはできません。しかし、昔あれほどまでに他人の私を可愛がってくれたことを思うと、何としても恩返しがしたいのです」

彼はそう言って、2人の看護師の目も憚《はばか》らず、何度も何度も目にハンカチを当てて泣きじゃくりました。そばで聞いている主任や師長も、思わずもらい泣きをしてしまったほどでした。

それからというもの、一日に一度、彼は義理の父であるNさんを見舞うようになりました。短い時間ですが、たぶん会社帰りなのでしょう。休祭日も欠かさずに姿を見せます。

「きっと、よほどいろんな思い出があるんでしょうね。できれば昔可愛がってくれたときのように、二人のあいだで会話が弾むといいんですけど。でも、Nさんにはかなりの記憶障害がありますから、それは難しいかもしれませんね」

看護主任も他人事ではないという顔で、親子のコミュニケーションが取れないことに気を揉んでいるようでした。

でも、息子さんの執念が実るときが来ました。

「まだ伸一さんのこと、思い出さないの？」

ある時、主任が問いかけると、

「覚えてるよ」

とNさんが初めて、息子のことを口にしました。

「思い出してよかったわ。伸一さんだとわかったの？　ね、わかったんでしょ？」

と顔を覗き込むと、「うん」と、嬉しそうに彼は笑いました。

すぐにNさんの記憶が多少なりとも戻ったことを携帯に知らせると、息子の伸一さんは飛んできました。

そして、父親の手を握り締め、ベッド際で抱き合うようにして頬ずりを繰り返し、子どもの頃の父親の温もりを感じ取っているようでした。その光景を見ている看護主任の目にも涙が溢れていました。

それからNさんは息子さんの顔を見るたびに笑みをこぼすようになりました。

ひと月ほど経った頃、青年はとうに70を過ぎていると思われる女性を連れて、見舞いに来ました。

「昔、近所に住んでいたおばさんが、どうしても懐かしくて、父の顔を見たいというので連れてきたんです」

と言って、彼はその女性とともに病室へ向かいました。

女性は息子さんの陰に隠れるようにして、恐る恐るといった感じでベッドに近づきました。

いつものように、息子さんと父親は笑みを交わしながら、一言二言会話を交わしていますが、彼の後ろに立っている女性には、ほとんど関心を示しません。女性は、ややしばらくNさんの顔を眺めていましたが、やがて深々と頭を下げ、両手で顔を覆うようにしてベッド際を離れると、一人で病室を出て行き、廊下で肩を震わせながら泣いていました。

その姿を見ていた看護主任は小さな声で「きっと別れた奥さんなのね」とつぶやきました。

その女性が姿を見せたのはその一回きりでしたが、息子さんはそれからも足しげく病院に通い、Nさんの最期を看取りました。

血のつながりがなくても、こうして本当の親子以上の絆をつむいだNさんと息子さんの関係に、私は現代人が忘れがちな、あるべき臨終の姿を見た気がしました。

君の名は？――認知症女性の正体

Nさんのケースはじつに幸せともいえる最期でしたが、現代ではそのようなことは稀です。ここからは現代社会を象徴するようなある女性の臨終をご紹介します。

山田花子さんは、推定年齢79歳、本籍不詳、現住所当院……。もちろん仮の名前です。行き倒れで神奈川県内のＪＲの駅で発見され、救急病院に搬送されたときから、まったく記憶がなく、自分の名前すら覚えていないという状況だったので、役所のほうで仮につけた名前です。

緊急の処置を終えて、いろんな病院で入退院を繰り返し、私のところに来るまでのあいだに、約2年の月日が流れていました。

生活保護を扱う福祉事務所の担当者の話では、あらゆる手をつくしたものの、親族は見当たらず、警察のほうにも身元確認のために捜索をお願いしているようでしたが、いまだに出身地もわからないという状況でした。

入院時の病名は認知症だけで、その他どんな持病があるのか、なぜ駅のホームで行き倒れになっていたのかさえわかりません。

じつは現在、こうした患者さんは、決して珍しくありません。たとえば、在宅で認知症の患者さんを面倒見ているあいだに、ちょっとした隙を狙って患者さんが外出し、遠くまで出かけてそのまま帰れなくなった、という例がけっこうあるのです。

住んでいた家の近くであれば、顔写真などで警察が公開捜査をして、本人の保護者を見つけだすこともできますが、これが電車に乗ってしまったりして遠く離れた土地のほうまで行ってしまったりすると、容易に見つけることはできなくなります。

山田さんが入院してから看護師や介護士たちが、何とか少しでも記憶を取り戻そうと努力したのですが、入院して半年、まったく記憶が蘇る様子はありません。

しかし、山田さんの行動には腑に落ちないこともけっこう見受けられました。

たとえば、テレビで東北地方で地震が起こったというニュースが伝えられると、画面に顔を寄せるようにして、心配そうに見ていることもあります。

「私の勘では、福島か秋田あたりに住んでいたことがあるのではないかと思うんですけど、それ以上は調べようがないですよね」

師長は患者の様子を見ていると、完全な記憶障害があるとはとても思えないと言います。

同じことは事務長も勘付いているらしく、

「この前も事務所の受付に置いてある新聞を広げて見ていたことがあるんです。ひょっとして、何か気になることがあるんじゃないですかね」

と疑い深そうな表情を浮かべています。

「それでは事務長は、どういうことが考えられると思っているの」

「そうですね。たとえば家庭内暴力に耐えられなくて家を飛び出したとか。あるいは、借金取りに追われて土地を離れなければならなくなったとか……。あるいは、病気のことを苦にして、これ以上家族に迷惑をかけられないから、自ら家を出たとか……」

「なるほど。そういう理由で記憶障害を装っているというわけ？」

「いや、なんとなくそう考えてみただけなんですが……。でも行き倒れになって3年近く、まったく名前も歳も口にすることができないとなると、やはり本物の認知症なんですかね」

「まぁ、師長も事務長も長い経験から、患者をそう見ているのであれば、当たらずとも遠からず、ということかもしれないよ。私のほうでも、それとなく注意して観察してみよう」

そんな会話をしているあいだに、病室で事故が起こってしまいました。

身の上をひた隠しにして旅立った、ある女性の秘密

山田さんがてんかんの発作を起こして、意識不明に陥ったのです。いわゆる脳梗塞などのあとで起こる、症候性のてんかんという症状で、山田さんは今まで一度もそうした発作を起こしたことがないので、ナースステーションは大騒ぎになりました。

すぐ手当てをして、てんかん発作は治まりましたが、意識レベルが落ちて、明らかに脳

梗塞の病状が容易ならざるものであることがわかりました。

数日ほど経った頃でした。

私と師長がベッド際に立つと、

「先生……」

山田さんがかすれた声で呼びながら、私の顔を見つめました。もしかすると、自らの臨終を意識したのかもしれません。何かを言いたいような表情に見えました。

でも私と目が合うと、すぐに目をそらしました。

「山田さん、いつまでも何も言わないと、つらいでしょう。もう我慢しないで先生に本当のことを打ち明けたら？」

師長が腰をかがめて患者の手を握り締めて、顔を近づけました。

山田さんは、それには何も答えず目を閉じてしまいました。そして、その日はずっと目を閉じたままでした。

その翌日、山田さんの容態はさらに悪化しました。目の様子や体の麻痺の状態を診ていると、脳梗塞の再発作が起きていることがすぐにわかりました。

直ちに緊急処置をしましたが、もはや一般病棟での治療は無理なので、重症患者の治療室に運びました。

部屋に運んでから、師長が着替えを手伝い、入院以来肌身離さずに胴に巻いていた腹巻をはずしたところ、その中から封筒に入った書類のようなものが出てきました。

書類を拾い上げた師長が中を確かめ、びっくりして院長室に駆け込んできました。

師長から手渡された書類を見て、私も思わず驚きの声をあげました。

「これは300万円の借用書だね。このお金のために3年間も認知症を装って、逃げ回っていたんだね。もう少し早く言ってくれれば、手の打ちようもあったかもしれないのに……。可哀そうなことをしたね」

私がため息をつくと、師長もつられるようにして、大きなため息をもらしました。

それから3日後、山田さんは臨終を迎えました。

結局、最期まで親族は見つからず、本籍も年齢も、そして本名さえも不詳のままでした。

3年間も認知症を演じることは、どんなにつらかったことでしょう。自らの臨終を悟って、私にすべてを語ってしまおうと思ったのかもしれません。それすら押し殺し、最期まですべてを隠して旅立った彼女の心境を思うと、言いつくせない悲しみが胸に迫ってきます。

唯一、山田さんの生きた証となった借用書がカルテの一ページに貼られることになりました。

貧困と家族の不和が引き起こした〝ある事件〟

患者さんが臨終を迎えたとき、人間関係や経済面で家族内のトラブルがあると、今、病院を悩ませている〝ある事件〟が起こってくる可能性が大きくなります。

それは、家族が亡くなった患者さんのご遺体を引き取らない、「遺体引き取り拒否」という事態です。

つまり、亡くなった患者さんの葬儀どころか、病院からご自宅や葬祭場へ連れていくことさえ拒否してしまうのです。

患者さんの容態が変わると、病院からは身元引受人の方に連絡をとることになります。

Cさんのケースも、病院から身元引受人へ連絡をしました。

しかし、いくら電話をかけても留守電にメッセージを入れても、応答がない状態が続き、病棟のスタッフたちは顔を見合わせて、また不吉なことが起こるのではないかと顔を曇らせました。

その予想は間もなく的中することになります。

患者さんが亡くなられてから数時間経っても家族との連絡がつかなければ、病院内にご遺体をいつまでも預かるわけにはいきませんので、次の手を打つしかなくなります。葬儀屋さんに連絡をとって、ご遺体をひとまず安置してもらうことになるのです。

われわれが頼りにしている葬儀屋さんは、生活保護や孤独死の老人や、病院では手に負えない身寄りのわからない患者のご遺体を嫌な顔もせずに引き受けてくれるところで、Cさんのケースもまたご迷惑をかけると思いながらも無理を承知で頼まざるをえませんでした。

さあ、それからが大事件の始まりです。

葬儀屋さんは、なんとか家族と連絡を取ろうと、区役所の高齢者支援センター、あるいは警察など、あらゆる手をつくし家族の居所を探し当て、訪ねていきました。しかし、家族の葬儀屋さんへの回答は、「遺体の受け取りを拒否します」というものでした。

家族の言い分は、「自分も年金暮らしで三畳一間の部屋に細々と生きております。父親の遺体を引き取って、火葬にしたり、葬儀を出したりする力はありません。もしも、それがたった一人しか残っていない私の、家族としての義務だと責められれば、私自身生きていけませんから、首を吊るしかありません」

そう訴える家族の長男の目には涙が溢れていたといいます。

ついに冷蔵庫が天国への待合室になった

そこまで言われては、葬儀屋さんもそれ以上のことは言えなくなり、家族を訪ねた足で区役所へ向かいました。

そして、事情を話し、「家族にご遺体を火葬する能力さえないことがわかったので、公的な資金で、せめて火葬だけでもしてもらえないか」と訴えました。

しかし、役所からは即答が得られず、葬儀屋さんは室内が40℃にも達する暑い葬祭場の中では安置にも限界があり、ご遺体を冷蔵庫に入れることにしました。

この葬儀屋さんは警察関係の仕事も長くやっていたこともあって、電車の飛び込み事故といった事故死についても多くの場数を踏んできており、葬儀の知識は豊富で、ともかくご遺体の保存を優先的に行なわなければ腐敗が進んでしまうと考えたようです。

さらにそれから1週間が経過します。

もう一度家族を訪ねましたが、回答は同じです。

ふたたび役所に行ったところ、「戸籍上は長男に子どもなどの親族がいます。したがって親族全員の遺体受け取り拒否の確認がとれなければ、公に火葬代や埋葬料を立て替えることはできません」と言われ、ともかくもう一度、長男に他に親族はいないか確認したうえで、全員の承諾書をとってくるよう指示を受けたというのです。

その後、病院を訪ねてきた葬儀屋さんは、憤懣《ふんまん》やるかたないという顔で、興奮した口調で私や師長に不満をぶちまけました。

「どうして役所は、葬儀屋だけにこうした難題を押し付けるのでしょうか。本当に私は納得がいきません。そもそも親族を洗い出すのは私の責任ではなくて、役所の仕事でしょう。どうしてそれを葬儀屋に押し付けるのですか。ご遺体を冷蔵している電気代もかかる、そんな費用まで、なんで私が持たなければならないんですか。かといってご遺体を先生のところから引き取った私が悪いんでしょうか。私が断って病院にずっと置いておけばよかったんでしょうか。そうなれば役所が慌てて処置をしてくれるのであれば、病院にもう一度ご遺体を戻しますか!?」

その葬儀屋さんの剣幕に、私も師長も慌てたことは言うまでもありません。

今、すでに冷蔵してあるご遺体を病院に運ばれたら、病院はパニックになってしまいます。それだけは勘弁してほしいと必死に訴えました。

「でも先生、ご遺体の保存は先生方が考えるほど簡単じゃないんです。人間は冷蔵保存はできますが、冷凍はできないんですよ。冷凍してしまうと、万が一、司法解剖や病理解剖が必要となったときには、氷と化した肉体は解剖できなくなってしまいます。ですから、やむをえず冷蔵庫へ保管するのです。今まで私の仲間が、ご遺体を冷蔵庫に保管したままで、問題が解決せずに3年も経ってしまったという例があります」

「えっ……3年も遺体を保存した？」

私は思わず葬儀屋さんの顔を見つめました。

「そのあいだ、家族も行政も警察もまったく動かずなの？」

「今の日本はそんなものなのです。無縁仏ならさておき、なまじ身寄りがあったというだけで、誰もご遺体の処理にはかかわりたくないのです。じゃあ、これからCさんのご遺体を行政の玄関先に置いて、あとは国に任せますか」

「ちょ、ちょ、ちょ、ちょっと待ちなさい。そんなことしたら、あなたや私の立場がなくなるでしょう」

「いやぁ、そんなこと構いませんよ。まず、私に罪なんか及びませんよ。ご遺体が行政の窓口に行ったり、長男の三畳一間の部屋に届いたり、そういう現実を見せれば、見て見ぬふりをしているマスコミや行政だってびっくりして、今後のことを考える材料にするんじゃないでしょうか」

もうあきれ返って二の句が継げない私や師長の顔を見つめながら、こんなこと絶対に許せないという顔で、葬儀屋さんは帰っていきました。

決して死体を粗大ごみ扱いしてはいけない

彼を見送りながら、私の頭の中に今でも鮮烈に残っている、ヒッチコック監督の「ハリーの災難」という映画の場面が浮かびました。

森の中で殺されたハリーという男を自分が殺したのではないかと不安になった4人の男女が、遺体を埋めたり掘り起こしたり、他の場所に移したりを繰り返す、というブラックユーモアに満ちた作品でした。その映画のシーンと葬儀屋さんが抱えている冷蔵中のご遺体の現実が重なったのです。

さて、こうした遺体引き取り拒否の患者さんの場合、最終的に法的にはどのような方法がとられるのでしょうか。

このような場合には、患者の現住所の自治体の市区町村長の判断によって、最終的には公費で火葬され、無縁仏として処理されるということになります。

さて、このCさんのご遺体の扱いについては、2つの地方自治体のなすり合いとなりました。

まず、Cさんが住んでいた地方自治体の言い分としては、患者が一度も税金・地方税を支払ったことがなく、また長男も地方税を払っていない、つまり住民としての義務を果たしているとは言いがたい。こうした場合には患者が亡くなった病院の所在地の地方自治体が、火葬代を持つのが相当である。そう主張してきました。

一方、病院の所在地の地方自治体の言い分は、あくまでも患者の現住所の地方自治体が火葬すべきである、と主張しました。

結局、どちらの自治体もCさんのご遺体を厄介者のように扱うことになったのです。

2つの自治体が対立をした結果、ご遺体は6カ月間、葬儀屋さんの冷蔵庫の中で眠り続け、最後はしびれを切らした葬儀屋さんが自前で火葬したのです。

さらにご家族は遺骨を引き取らず、葬儀屋さんの手で無縁仏としての手続きがとられることになりました。

じつに不幸な死後の有り様ですが、これが今の日本で実際に起きている現実なのです。

「三途の川」の渡り賃くらいは自分で用意しておこう

古くからの言い伝えでは、臨終を迎えた人があの世に行くには、まず三途の川を渡らなければならないといわれています。

この三途の川の渡し船の船賃は、江戸時代のお金でいえば六文、今のお金で換算すると、せいぜい５００円玉一つ、といったところのようです。

三途の川のほとりに立つおじいさんとおばあさんが六文銭を徴収します。六文銭のない人は、流れの早い急流を泳いで向こう岸にたどり着かなければなりません。岸の向こうでは死者の裁判官である閻魔大王が待ち構えていて、生前の罪の深さによって、お仕置きをしたり、天国か地獄のいずれに送るかを決める作業に取り掛かるのです。

いずれにしても、この関門を突破して成仏するためには、せめて５００円玉一つくらいは持っていなければなりません。

これは、これから臨終を迎える人は、最低でもそれくらいのお金を用意しておかねばならないという心構えを説いたものなのでしょう。

では、現在、患者さんが亡くなった場合、最低限度どれくらいの費用がかかるかご存じでしょうか。

国が全面的に面倒を見てくれる生活保護受給者の場合、火葬から埋葬までのすべての費用を含めて約20万円ほどが支給されます。

したがって国民健康保険やその他、生活保護以外の保険で入院している場合には、この金額が一応、日本の火葬代の最低限の目安ということになります。

入院が長くなった方にとっては、この20万円というお金は大金だと思われますが、それでもあとに残された人に迷惑をかけないためにも、それくらいのお金は貯めておかなければなりません。

実際に家族の中には、この20万円のお金を払うことにも苦労する方がたくさんいます。そればかりか、せいぜい5000円程度の死者に着せる新しい浴衣代や、死亡診断書のお金さえ支払うことが難しいと訴える家族もいるのが現状です。

煙と土に還るためには、20万円かかると覚えておこう――臨終への備え

病院で亡くなると、まず病棟の看護師たちの手によってご遺体の清拭《せいしき》が行なわれ、病衣

を脱がせて新しい浴衣に着替えさせます。それから詰め物といって、鼻や口、その他、体の穴という穴に脱脂綿を詰めて、ご遺体が内出血などで汚れないようにします。

看護師が死に化粧を施して、送り人の代わりをつとめることもあります。

その後、ご遺体は葬儀屋さんのもとに移り、火葬や埋葬となります。われわれはこのとき、葬儀費用くらいはキーパーソンとなる家族が払ってくれることを信じて、葬儀屋さんに託すことになります。葬儀屋さんがご遺体を葬儀場に運び、安置します。

ところが、火葬して遺骨を家族にお渡しする段になって、とても20万円の火葬代は払えないと訴え、やむをえず葬儀屋さんが月2万円ずつの分割払いに応じるといったことも近頃は多くなったようです。

さらに3カ月も分割払いを続けていると、今度は月1万円にまけてくれ、と家族に懇願され、それに応じると、さらに6カ月ほど経ち、月5000円にまけてくれ、という話になって、やむをえずそれにも応じることになるようです。

これでは、ご遺体が火葬されて、患者さんがすでに三途の川を渡り、閻魔大王の裁きを受け、地獄か極楽か、いずれかの世界に旅立っていってしまったあとにも、現実社会のほうでは借金が残り続けていくということになります。

ご遺族も関係業者の方も、患者さんが残した負の遺産が長いあいだ、心に引っかかり続けることになり、なかなか成仏もできないということになりかねません。

臨終への備えとして、葬儀代となる20万円程度のお金は用意しておきたいものです。

臨終間際でも入院3カ月で退院を迫る病院の裏事情

病院での入院が長期になると、次の病院に転院するように病院側から迫られることは、入院経験のある患者さんやご家族ならよく知っているはずです。

かつては、とくに3カ月近くになると退院を強く迫られる理由がよく理解できず、なぜ追い出されるのかと不満を募らせ、中には病院側に苦情を申し立てる患者さんや家族も少なくなかったものです。

しかし昨今では、その原因と理由を、入院経験のある人ならほとんどが知っています。また、テレビやラジオでも、時折、番組に出演しているコメンテーターや医療評論家などが解説していますから、その事情は国民のあいだに浸透してきました。

一般的には、長期入院になると医療費が削られて安くなり、病院側に十分な費用が支払われず、経営が成り立たなくなるからだと理解されています。

たしかに、今の医療制度では入院が長くなると、病院に支払われる医療費は、段階的に減額される仕組みになっています。2週間まではそれなりの医療費が支払われますが、1カ月、2カ月、3カ月と入院が長引くと、驚くほど支払金額が少なくなっていきます。

でも、3カ月近くになって、病院が患者さんに次の病院を探すように迫る本当の理由は、一般にはあまり知られていません。

こんな諺が日本だけではなく、世界で言い伝えられていることをご存じでしょうか。

「神が治し、医者が治療費をとる」

これは、アメリカの政治家フランクリンの残した言葉です。

もう一つご紹介しましょう。

「薬、人を殺さず。医師、人を殺す」

これは、出典不明ですが日本で伝えられている格言です。この他、枚挙にいとまがないほど、医者に不信感を募らせたり、医者を恨んだりする言い伝えや格言が、古今東西を問わず存在します。

患者さんや家族にとって、病院は病気を癒し、患者さんの命を救ってくれて当たり前という意識があるため、万が一病院で息を引き取るようなことがあると、必ずといっていいくらい、病院や医師に対して強烈な不信感を抱くことになります。

われわれ医師のあいだでは、「患者が死ねば悪魔、命が助かれば神様」と思われる職業である、という諦めにも似た気持ちが浸透しています。

たとえば、患者さんの死から4年ほど経ってから突然、夜にナースステーションに電話が入り、

「コラッ！　うちの母親を殺した医者はまだ病院やってんのか！」

と、酒の勢いを借りて怒鳴りたてる遺族もいます。

4年も経っていると、医者もスタッフも、その当時のことを鮮明に覚えているわけではありませんが、おそらく最愛の母親が病院で亡くなったことを諦めきれないのだと思います。それが、酒の勢いを借りて、病院に不満を浴びせる行動に走らせたものと思われます。

そういう職業であることは、医者はよくわかっているのですが、できれば患者さんや家族の恨みを買いたくないので、そうした後遺症を引きずらないようにしようとする気持ちが働くのは人情というものです。

患者さんが3カ月近くまで入院しているということは、病気の経過がよくないという証拠でもあるのです。高齢者であれば老衰が進み、遠からず将来天国へ旅立つ日が来ると、

ベテランの医師や看護師であれば推測がつきます。

つまり、患者さんの看取りは避けたい、できれば少しでも動けるうちに他の施設へ移ってもらい、そこで一生を終えていただきたい、と思う心理が、退院を強く勧める気持ちにつながっているのだと思います。

わが国の医療では、軽い病気は第一次の医療として、外来の治療だけを行なう診療所や有床の診療所で診ます。

それ以上の少し大きな病気になると、第二次医療といって、検査や手術設備のある大きな病院にかかることになります。

さらに、緊急処置の必要な患者さんや高度な治療が必要な患者さんは、第三次医療といって大学病院や他の高度医療の専門病院に入院することになります。

入院期間に関しては、第三次の病院では治療が主たる目的ですから、2週間程度で退院を迫られ、次は第二次の医療機関にその後の治療のフォローと療養を委ねることになります。さらに、第二次の病院で入院期間が長くなると、第一次の医療を行なう診療所や療養のための介護施設に移ることになります。

従って、順番から考えると、地域医療の最前線で患者と向き合っている第一次の医療機関が一番〝貧乏くじ〟を引き、患者さんの死と向き合う確率が高くなるわけです。それは、患者さんの家族から恨まれ、場合によっては訴訟まで起こされかねない可能性に直面することでもあります。

このことが、どこの病院も長期入院を嫌い、転院を急ぐホンネの理由の一つといえるかもしれません。

いずれにしても、患者さんが安心して治療を受けるためには、病院側と患者や家族との信頼関係が一番大切なのです。とくに、病める者は自分ではどうにもできませんから、付き添っているキーパーソンの家族の「病気を治してやりたい」という熱意と、医療機関との強い連携の下に治療を受けさせたいという気持ちが、制度がどうであれ、患者さんのためにはもっとも大切なことなのです。

医療は心と心のつながりが一番の基本になっていることを、医師も患者や家族も忘れてはいけない。それが鉄則だと思います。

かかりつけ医を持つことが、なぜ大切か

元気なときには、病院や医者のことを忘れて暮らしていますが、中高年と呼ばれる歳に

なると、多かれ少なかれ医者との関わり合いができるのは仕方のないことです。

世間では、生涯でまったく病院にかからずに、ある日突然、脳卒中や心臓発作であっけなく一生を終えることを一番よい逝き方であるかのようにいう人もいますが、本当にそうなのでしょうか。

たしかにご本人にとっては、もっとも苦痛を感じない楽な死に方といえるかもしれませんが、残された家族や縁者にとっては、こんなつらいことはありません。

ある日、友人の家を訪ねて、応接間で話をしている次の瞬間、意識を失い、その場に倒れ込み帰らぬ人になる、あるいはたった今まで元気だったのにお風呂に入ったきりなかなか出てこないので家族が覗いてみたら、浴槽の中に顔まで沈めて亡くなっていた、などということが現実に起こっているのを医者はよく知っています。

また、私の開業当時のことですが、下町のラブホテルから緊急の要請を受けて往診に駆けつけると、男性がベッドの上で裸のまま息絶えていたという例もありました。世間で昔からよくいわれている「腹上死」の実際の現場に立ち会ったことになるわけです。腹上死で命を失うことは、冗談めかして「男子の本懐」などという人もいて、男性の幸せな死に方の一つだともされていますが、実際の現場に立ち会うと、その様子からして、当事者も医者も気分の良いものではありません。

なによりお相手の女性にとっては、その後の対応にはたいへんつらい思いをしたに違いないのです。実際に現場を見た私からすると、これが幸せな死に方とは到底思えないわけです。

このように、ふだんまったく医者にかからずに健康体であって、ある日突然亡くなった場合には、医師は死亡診断書を書くことができません。

死亡診断書は、亡くなる24時間以内に医者にかかっていることが条件になるからです。反対にかかりつけの医者がいる場合には、医者は死亡診断を行ない、火葬に必要な死亡診断書を作成することができます。

それ以外の突然死の場合には、死亡の確認は、検死といって法的な処置が必要となり、警察のお世話になることになります。場合によっては死亡原因を確認するために、解剖を行なうことになります。

解剖には、病気の原因を確かめるために行なう「病理解剖」と、突然の死因を確かめるための、もしくは犯罪性の有無を確定するための「行政解剖」と「司法解剖」があります。

「行政解剖」の場合は、都道府県に配置された監察医が行なうことになります。

医者にかからずに突然死した場合には、多くの場合、この「司法解剖」を受けるのが原則となります。

ヨーロッパの国々の中には、国民が亡くなった場合には、法の定めによって全員が解剖を受けなければならない、というところもありますが、わが国ではなかなかこの制度はなじまず、亡くなった人が解剖を受けるのは残された家族にとってはたいへんに心の負担になることは想像に難くありません。

高齢になると、誰でも一つや二つ、病気を抱えて暮らしていくことになるものです。たとえ健康相談でも構わないので、ふだんからかかりつけの医者を決めて、残された家族に迷惑がかからないように配慮しておくべきだと思います。

第7章　供養の不思議

――なぜ初七日や四十九日が必要なのか

パークス博士の「喪の心理」

最愛の人を失うショックというのは相当のものです。そのショックがどのくらいのものであるかということを世界のさまざまな国の学者が研究してきました。

中でも有名なのが、ロンドン大学名誉教授で精神科医のコリン・マレイ・パークス博士の研究です。

パークス博士によると、たとえば夫か妻のいずれかが病気などで急死した場合には、残された配偶者がたいへんな悲嘆とうつ状態に陥ることがわかっています。

とくに、妻に先立たれた夫の場合は、そのショックが大きく、不安定な精神状態が数年に及ぶことも稀ではないとされています。

パークス博士の研究の中には、妻の死後の約1年間、夫が心筋梗塞で死亡する危険がとくに高いという指摘もあります。

これは、いわゆる対象喪失によるストレスが原因で、体の中の免疫力が著しく低下するために起こる現象だと考えられています。つまり、精神的なショックが体にも明確なダメージを与えているのです。

したがって、配偶者に先立たれた場合には、いずれにしてもこの免疫力の低下から早く脱しなければ、大病に侵される危険につながりかねないのです。

妻や夫を亡くすと、体内では何が起こっているか？

同じような研究が、アメリカのスタイン博士の論文でも発表されています。

彼は、妻ががんなどに侵されて亡くなった場合、夫の体内を計時的に調べてみると、妻の死後1〜2カ月のあいだ、リンパ球が著しく減少することを突き止めました。リンパ球は、体の免疫力を保持するためになくてはならない血液成分ですから、この成分が著しく減少することは、感染症やあるいはがんなどの大病にかかりやすい、ということになります。

妻に先立たれた有名な芸能人が、その3カ月後に、まるであとを追うように他界した、というニュースにも接したことがあります。

戦中戦後を通して人気を博したある映画俳優も、大した持病もなかったようですが、妻の死から3カ月後に妻のあとを追うようにして他界したという報道もありました。

今では、リンパ球の一つであるナチュラルキラー細胞（NK細胞）が、がんの発生を抑制するということがわかっています。

したがって、こうした成分を含むリンパ球が極端に減少すると、国民の三大死因の一つであるがんにもかかりやすくなると考えられるわけです。

このNK細胞は、心が安定していて、いつも笑いが絶えないような生活をしている人の体の中で増加する、という研究もあります。

中には、笑いを健康法の一つと考えて、仲間がときどき集まって、大声を出して腹から笑い合う、という運動をしているグループもあるようです。

大切な人を亡くしたあとでは当然、笑いも失われてしまいます。

大切な配偶者やその他の家族を失ったときには、残された人は自らの健康にとくに注意しなければなりません。

死者を弔うことに手一杯になってしまいますが、それと同時に自らの体の変化を注意深くケアすることも大切なのです。

「喪の心理」にみる、心の傷とその再生

「喪の心理」とも呼ばれるパークス博士の研究は、後にイギリスのケンブリッジ大学の精

神分析学者ジョン・ボウルビィ博士によって、集大成されました。それによると対象を喪失し「喪の心理」に陥った人は、次のような段階を踏んで、心に深い傷を残し、その後再生していくことがわかりました。

▼第1段階「悲嘆・情緒不安定」
残された者が落胆をし、何も考えられず無感覚になる段階。

▼第2段階「思慕と怒り」
故人を偲び、恋しさが募り、それがやがて、なぜ自分を残して死んでしまったのかという怒りに変わる段階。

▼第3段階「断念・絶望」
もう故人との生活が戻ってこないという諦めと絶望の段階。

▼第4段階「離脱・再建」
やがて諦めから脱出をし、少しずつ気力を取り戻していく段階。

1から3段階までは精神の落ち込み期にあたります。失った人が大切な人であればあるほど、落ち込みは大きくなり、もう二度と立ち直れないというところまで絶望してしまうこともあるでしょう。

このような4段階を設定し、ボウルビィ博士は落胆や絶望を「悲嘆」(グリーフ)と呼んで喪の心理過程を表現しました。この1段階から3段階までが、残された者が心理的・肉体的にもっとも危険に陥る時期でもあります。

ただし、この3つの段階を終えた先には、再生の道が待っているのです。いかに哀しくて悲嘆に暮れていても、ほとんどの遺族は必ずその悲しみから立ち直っていきます。

しかし、中にはこの第3段階にとどまったまま、不幸な最期を迎えるケースもあるのです。

仲のよい姉弟を襲った死別ストレスの怖さ

Yさんは、お姉さんと長いあいだ二人だけで暮らしていました。歳は二人とも80代の半ばでしたが、たいへんに仲のよい姉弟でした。

Yさんは脳梗塞を発症後、私のところに入院していましたが、入院当初はお姉さんが足しげく見舞いに来ていたものでした。Yさんは姉の顔を見ると、「家に帰りたい、家に帰りたい」と訴えていましたが、自力での歩行はできず、また食事の介助が必要でしたから、とても高齢のお姉さんが住む家に帰ることは難しい状態でした。

ある日のことです。区役所の高齢支援課の担当者から、お姉さんが吐血をして病院に運ばれたという連絡を受けました。

検査の結果、お姉さんは大腸に大病を抱えていることがわかり、すでに発見が遅く、余命がいくばくもないということでした。そして、区役所の担当の方は、できれば意識のあるうちにお姉さん思いのYさんに会わせてあげたいとおっしゃいました。

しかし、今の状態では姉弟を会わせることが非常に難しい、と私も師長も頭を悩ませました。

「でもこれが最後になるのでしたら、たとえ寝台の介護タクシーを使ってでも、会わせるべきです。なんでしたら私が車に同乗して行きましょうか」

師長は真剣な顔でそう訴えるのです。

ですが、師長の訴えをそのまま聞くわけにもいかない状態だ、と私は弟さんの心理状態が心配でした。

もしここで、最愛のたった一人の姉がもう助からないとわかったとき、Yさんがどのような心理状態に陥るか、容易に予想がついたからです。

その3日後でした。お姉さんは再び大量の吐血を繰り返し息を引き取りました。姉の死をYさんに伝えるべきか、伝えるべきではないか、師長は目に涙を浮かべて迷っていましたが、「伝えるべきではない」という私の判断に小さくうなずき、諦めたようでした。

それにしても、虫の知らせというのは恐ろしいものです。あれほど頻繁に訪れていた姉からこの一週間、電話一本さえないことに弟さんは異変を感じたようです。「姉さんに会いたい、姉さんに会いたい」と泣き叫び、食事を口にしなくなりました。

そこで栄養剤を点滴で補給しようとしましたが、点滴をすると今度はその点滴のチューブを引き抜いてしまいます。抜かないようにサーフロやIVHなどの方法を用いて、もう少ししっかりと補液ができるように処置をしましたが、それすらも夜、当直の看護師が目を離したすきに抜いてしまい、手の付けようがなくなりました。

そんな状態が3日も続いた頃、Yさんの容態も急変、心臓発作を起こして意識がなくなりました。

「先生、お願い。お姉さんに会わせてあげましょう」

師長は泣きながら訴えました。

「師長、お姉さんのほうはもう葬祭場だよ。会わせることなんて無理だろう」

「いいえ、葬儀屋さんに連絡をして、お姉さんの火葬を待ってあげましょう。Yさんはもうすぐお姉さんのところに行けるのです。先生、二人一緒に送ってあげましょう」

「わかった」

師長の説得を諦め、私は大きくうなずき、意識のなくなったYさんの様子を見に病室へ向かいました。

その日の夜中、Yさんは亡くなりました。

その翌朝、葬儀屋さんの好意によって、二人は葬儀場で対面を果たしました。

誰一人としてYさんにお姉さんの死を伝えた者はいません。それでも弟さんは血のつながりのある肉親の死に感づいていたに違いありません。そして、パークス博士の「喪の心理」に陥ってしまい、天に召されたのだろうと思います。

私は今でもときどき、このときYさんにどのように接していればよかったのか、思い悩むことがあります。

このように、あとに残された人にどう対応するのが正しいのか、臨終に接している医療スタッフは日々答えの出せない問いの前でたじろいでいるのです。

「独居」「孤食」は早すぎる死の旅立ちを招く

講演会などで、こうした喪の心理のデータを紹介すると、「では一人残された者は、具体的にどういう心構えを持ち、健康管理はどうしたらよいのでしょうか?」という質問を受けます。

そのときには、私は、不安そうな表情を浮かべている男性たちに対して、

「妻に先立たれたら、直ちにお茶飲み友達を作りなさい」

と提案することにしています。

そうすると、聴衆のあいだから笑い声が漏れます。中には、「やっぱり妻が死んだら、次の人」という不謹慎な冗談を言う人もいます。

そんなことを実行に移せるくらいの行動力がある人には余計な心配は不要かもしれませんが、それはそれで「次の人」との別なストレスが付加されますから、はたして男性の健康維持に役立つものなのか断言はできません。

ただ、身内に不幸があった場合には、とにかく部屋に閉じこもって悲嘆に暮れ、涙を流し、自分を責め、悲しみに打ちひしがれた生活を続けることだけは、絶対に避けるべきなのです。

そんな状態が続いて、大病にかかり、自らが床に臥したというのでは、天国へ召された愛する人も悲しむはずです。

この独居の生活、あるいは自閉的な生活を避けるために、簡単にできることがあります。それは一人で食事をする「孤食」の生活を避けることです。

食事は、どんなご馳走でも、一人で食べていたのでは決して美味しいものではありません。親しい人同士で一緒にテーブルを囲み、和気あいあいと談笑の中で、時に酒を酌み交わし、食事をすることが、食べたものが体の血となり肉となるために大切なことなのです。

「和」という文字を見てみましょう。

禾偏《のぎへん》と口、という字に分かれます。禾偏は象形文字で、稲や麦などの穀物を意味します。つまり、食事の中の主食である米や麦などの穀物をみんなで口にすることが「和」の原点なのです。

食事をするときにはそのことをつねに頭に置いて、家族や友人を誘って、楽しむことを考えていただきたいのです。

一日三食のうちの一食だけでもかまいません。とにかく食事を誰かと一緒にとることを考えてみてください。

家に招いても、近所の食堂に誘ってみてもいいでしょう。「孤食」を避け、必ず誰かを誘って、一緒に食事をしてみてください。これだけで独居で陥りやすい自閉的な生活を防ぐことができます。

人間の三大本能の一つである「集団欲」が大切であることは前述したとおりで、人間も他の動植物と同じように群れて生きています。

誰も決して一人で生きていくことはできません。その自然の摂理を十分に理解し、この摂理にしたがって生きていくことを考えなければ、心と体の健康は保てないのです。

配偶者の死とは、いかに残された者を脅かすか

われわれの周りには、ストレスが渦巻いていると考えてよいでしょう。一口にストレスと言っても、たいへん心地よいストレスもあれば、寝込んでしまうほどショックを受けるようなストレスもあることは周知のとおりです。

たとえば、結婚式、出産、出世などは、心地よいストレス、つまり良性のストレスといってもいいでしょう。その反面、病気やケガ、あるいは自分にごく近い人たちの不慮の死などは悪性のストレスといえます。

これらの身の回りに存在するストレスが、どれくらい体に大きなダメージを与えるものなのかを研究したデータがあります。

それは、アメリカの社会学者であるT・H・ホームズと内科医のR・H・ラーエによる研究で、「ストレスの強度スケール」と呼ばれています。彼らは、そのストレスの強度を点数で表しました。一番強いものから、順番に挙げてみます。

第1位　配偶者の死　100点
第2位　離婚　73点
第3位　配偶者との別居　65点
第4位　留置所拘留　63点
　　　　親密な家族の死　63点
第6位　自分のケガや病気　53点
第7位　結婚　50点
第8位　失業（解雇）　47点
第9位　夫婦の和解　45点

（定年）退職　　45点

以上が、ストレスの強度スケールのトップ10です。逆に、ストレスの少ない点数のものを挙げてみますと、

軽い交通違反　　11点
住居の変化　　20点
上役とのトラブル　　23点
親戚とのトラブル　　29点
配偶者との口論　　35点
親密な友人の死　　37点
再就職　　39点

などがあります。このストレススケールを眺めていると、当時のアメリカの社会でも、いわゆる死別ストレスと呼ばれている、配偶者との死別が最大のストレスといえそうです。

配偶者との死別・離婚・別居という言葉が続くことから考えると、とくに男性の場合は女性の存在なしには長生きはできないということがわかります。

どうやら洋の東西を問わず夫婦仲を良好に保つこと、また縁があって結ばれた配偶者を失わないように、健康面でも愛情面でも気を使うことが大切であるということがよく理解できます。

初七日、四十九日はなぜ大切な供養なのか

わが国では、人が亡くなると初七日・四十九日・百箇日・一周忌と、親類・縁者が集まって死者の冥福を祈り、弔うという風習があります。

この日にちには、どんな意味があるのでしょうか。

仏教では、宗派によって多少解釈の違いはあるようですが、初七日は故人が亡くなった日を入れて七日目にあたる日で、三途の川のほとりにたどり着く日といわれています。

この日は、故人が成仏できるかどうかの大切な日です。仏教の教えでは、故人が三途の川の橋の向こうにある閻魔《えんま》の庁《ちょう》に渡るための日とされ、生前の行ないによって渡る方法が変わってくるといわれています。すなわち、善人は橋を渡り、一般の人は橋ではなく川の

浅瀬を渡っていきます。極悪人は水の流れが早く深いところを向こう岸に渡っていかなければなりません。この初七日では、故人が無事にこの川を渡っていくように、残された者たちが祈る日でもあるわけです。

以下、7の倍数で死者を弔う風習がありますが、その中でもよく知られているのは四十九日の法要です。この四十九日ですが、法要の中でもとくに重要な意味を持ちます。

亡くなった日から49日間はこの世とあの世をさまよっていますが、親類・縁者が祈りをささげることによって死者は新しい命を得て、極楽浄土に向かうことができる日とされています。

百箇日は故人が新仏になる日とされ、親類・縁者にとっては、悲しみの叫びや涙とお別れをする日でもあります。

一周忌は法事の中でももっとも大切な日とされ、喪明けの日とされます。

日本人はこうしたさまざまな風習を守り、死者を弔ってきたわけです。

私は子どもの頃、2年ほど母方の叔父の家で過ごしたことがあります。

叔父は小学校の校長をしており、たいへん厳しい人で、私は徹底的に行儀作法を仕込まれました。その作法の一つに朝の食事前に仏壇の前に座り、叔父夫婦と一緒にお経をあげることがありました。

叔父夫婦はお経を諳《そら》んじていて、経本も見ずに声を合わせ、ときどきりんを叩き、手を合わせます。習慣とは恐ろしいもので、2年間も仕込まれると、その読経の節まで身についてしまい、今でもお経の一部が私の口をついて出てきます。それにありりんの音とお線香の香りがとても懐かしく胸に響いてくるような気がするのです。

そうして朝のお勤めが終わると、ようやく食事ですが、叔父が教員室に行ったあとは、仏壇の引き出しにしまってある、地獄極楽の世界を描いた屏風の形をした小さな絵本をそうっと開いて見て、あの世のあまりの凄まじさに手を震わせたものでした。

教育者の叔父は、道徳教育の一環として、口で教えるよりはそうした絵本などを使って、子どものうちから良い行ないをしなければとても極楽には行けないのだということを、私に教えようとしたのかもしれません。

このようにわが国では伝統的にあの世をさまざまな形でイメージさせてきました。

供養は人の為ならず

さて、初七日に始まるいろいろな法事ですが、前述の「愛する人」の喪失による危険なストレスが忍び寄る日と、絶妙に重なり合っているのです。

とくに故人と別れた1、2週目（初七日）が体内のリンパ球が激減して免疫力が低下する頃でもあり、3カ月目にあたる百箇日は、悲しみのあまり残された者が後追い死を起こしかねない日でもあるのです。つまり、これらの法要の日は故人を弔うだけでなく、残された者がわが身の健康に気をつけるために心する日でもあります。

したがって、初七日、四十九日、百箇日は、りんを叩きながら、残された者が家を守って、健康に気をつけて暮らしていきましょうと誓い合う日ともなります。

よく私は講演などで、この供養の話をするときには、「医者と坊主には金をケチるな」と訴えて、聴衆を笑わせています。

つまり、病気をしたときには、しっかりとした名医を見つけ、治療費に金をケチらないで病気を治す。そして、親族が亡くなったときには、仏教で決められている法事の日にちを守り、僧侶と一緒にお経をあげ、りんを鳴らし、線香をたいて死者を弔う。これは故人への弔いとともに、自らの体調や心持ちに気を配ることにもつながるのです。

こうしてときどきみんなが集まって故人を偲ぶ供養は、故人のためだけではなく、集まった人たちの命を守ることにも役立つというわけなのです。

おわりに

本書の最後を迎えるにあたって、私の生まれ故郷の知床半島で、子どもの頃によく聞かされたある不思議なお話をしておきましょう。

北海道の知床半島から国後島《くなしりとう》までは、一番近いところでわずか16キロ、私の故郷である羅臼町からは直線距離で25キロしかありません。

この海峡は根室海峡と呼ばれ、この海の美しさはそこで生まれ育った者にしかわからない、素晴らしいものがあります。

私が子どもの頃、春になるとニシンの大群が岸まで押し寄せて、海岸線は沖合まで産卵のために真っ白に染まりました。それをニシンが「くきる」といいます。「くきる」とは、北海道の方言でニシンが大群で押し寄せてくることを意味します。

ニシンは、沖に仕掛けた刺し網に卵を産み付けますから、その網を引き揚げて、筵《むしろ》の上で棒で叩いて、小さなつぶの卵を寄せ集め、お醤油をかけて白いご飯にのせて食べた思い出は今も忘れることができません。

また、秋にはイカ釣り船が沖合に出て、漁火《いさりび》を一斉に灯します。その光景はまるで、海峡に大きな街が現れたのではないか、と錯覚するほどの賑わいで、ガス灯の漁火が夜空を染める美しさは鮮明に目に焼き付いています。

そうした美しい景色の一方、この海峡はしばしば突風などで大荒れに荒れる海峡でもあり、遭難事故が幾度も起きています。海峡の海の深さは、2400メートルもありますから、一度波に飲み込まれると、船や遭難者の遺体があがることは、ほとんど望めなくなります。

子どもの頃、仲間たちと沖合を見つめていると、合羽姿の漁師のおじさんが、「火の玉が飛ぶよ」と子どもたちを脅しながら、浜を忙しそうに行き来している姿をよく見かけたものでした。

漁師たちは、海に現れる火の玉は、クジラやイルカの死骸のほかに、遭難で深い海に沈んだ人の遺体が海面まで浮かび上がって、それらと一緒に骨のリンが燃えているのだ、とまことしやかに説明してくれました。われわれ子どもはみな、生唾を飲み込みながら信じたものです。

故郷でのこの光景は、私が死や魂について考える原点ともなっているように思います。

現在の科学では、動物の死骸や人の遺体の骨のリンは自然発火しない、といわれています。動物やご遺体が腐敗してそこから発生するメタンガスが燃えて、火の玉に見えることがあるという説もあります。その現象を説明するために、プラズマ現象説を唱える学者もいます。

しかし、その真実はいまなおわからないことだらけ、というのが本当のところのようです。

本書で記したとおり、私は医師になって50年、これまで数千件にも及ぶ臨終に立ち会ってきました。

その中で、人間の生命力の驚異や尊厳に触れることは多々ありましたが、それでもなお臨終についてはわからないことだらけです。こればかりは、根室海峡の火の玉と同様、いくら科学が発達しても未来永劫解くことのできない謎なのかもしれません。

答えのない問いを繰り返して、自分なりの答えを探していくことが、臨終や死について考えるということなのです。そして、臨終を考えることは、どのように生きるかを考えることにつながると、私は思っています。

読者のみなさんが本書によって、少しでも臨終の真実の姿をお知りになり、「豊かな生」の果てにある「豊かな臨終」を迎えていただけたなら、著者として望外の喜びです。

この作品は、二〇一七年一月三五館より刊行されたものを改訂、再構成したものです。

著者略歴

志賀 貢《しがみつぐ》

1935年生まれ、北海道出身。医学博士、作家。

昭和大学医学部大学院博士課程修了後、

内科医として約50年にわたり診療を行い、

現在も現役医師として日々患者に接している。

その傍ら文筆活動においても

『医者のないしょ話』をはじめとする小説やエッセイ等、著書多数。

また、美空ひばり「美幌峠」「恋港」の作詞も手掛け、

北海道の屈斜路湖畔を望む美幌峠には歌碑が建立されている。

幻冬舎新書 485

臨終の七不思議
現役医師が語るその瞬間の謎と心構え

二〇一八年一月三十日 第一刷発行

著者 志賀貢
発行人 見城徹
編集人 志儀保博

発行所 株式会社 幻冬舎
〒一五一-〇〇五一 東京都渋谷区千駄ヶ谷四-九-七
電話 〇三-五四一一-六二一一（編集）
〇三-五四一一-六二二二（営業）
振替 〇〇一二〇-八-七六七六四三

ブックデザイン 鈴木成一デザイン室
印刷・製本所 中央精版印刷株式会社

Printed in Japan ISBN978-4-344-98486-8 C0295
し-12-1

幻冬舎ホームページアドレス http://www.gentosha.co.jp/
＊この本に関するご意見・ご感想をメールでお寄せいただく場合は、comment@gentosha.co.jp まで。